DASH 2022

RECETAS SABROSAS PARA BAJAR LA PRESIÓN ARTERIAL Y MEJORAR SU SALUD

MARISA CARRERAS

Tabla de contenido

Mezcla de camarones y piña

Tiempo de preparación: 10 minutos.
Tiempo de cocción: 10 minutos.
Porciones: 4

Ingredientes:

- 1 cucharada de aceite de oliva
- 1 libra de camarones, pelados y desvenados
- 1 taza de piña, pelada y en cubos
- Jugo de 1 limón
- Un manojo de perejil picado

Direcciones:

1. Calentar una sartén con el aceite a fuego medio, agregar los camarones y cocinar 3 minutos por cada lado.
2. Agrega el resto de los ingredientes, cocina todo por 4 minutos más, divide en tazones y sirve.

Nutrición: calorías 254, grasa 13,3, fibra 6, carbohidratos 14,9, proteína 11

Salmón y Aceitunas Verdes

Tiempo de preparación: 10 minutos.
Tiempo de cocción: 20 minutos.
Porciones: 4

Ingredientes:

- 1 cebolla amarilla picada
- 1 taza de aceitunas verdes, sin hueso y cortadas por la mitad
- 1 cucharadita de chile en polvo
- Pimienta negra al gusto
- 2 cucharadas de aceite de oliva
- ¼ de taza de caldo de verduras bajo en sodio
- 4 filetes de salmón, sin piel y deshuesados
- 2 cucharadas de cebolletas picadas

Direcciones:

1. Calienta una sartén con el aceite a fuego medio-alto, agrega la cebolla y sofríe por 3 minutos.
2. Agrega el salmón y cocina por 5 minutos por cada lado, agrega el resto de los ingredientes, cocina la mezcla por 5 minutos más, divide en platos y sirve.

Nutrición: calorías 221, grasa 12.1, fibra 5.4, carbohidratos 8.5, proteína 11.2

Salmón e Hinojo

Tiempo de preparación: 5 minutos.
Tiempo de cocción: 15 minutos.
Porciones: 4

Ingredientes:

- 4 filetes de salmón medianos, sin piel y deshuesados
- 1 bulbo de hinojo, picado
- ½ taza de caldo de verduras bajo en sodio
- 2 cucharadas de aceite de oliva
- Pimienta negra al gusto
- ¼ de taza de caldo de verduras bajo en sodio
- 1 cucharada de jugo de limón
- 1 cucharada de cilantro picado

Direcciones:

1. Calentar una sartén con el aceite a fuego medio, agregar el hinojo y cocinar por 3 minutos.
2. Agrega el pescado y dóralo durante 4 minutos por cada lado.
3. Agrega el resto de los ingredientes, cocina todo por 4 minutos más, divide en platos y sirve.

Nutrición: calorías 252, grasa 9.3, fibra 4.2, carbohidratos 12.3, proteína 9

Bacalao y Espárragos

Tiempo de preparación: 10 minutos.
Tiempo de cocción: 14 minutos.
Porciones: 4

Ingredientes:

- 1 cucharada de aceite de oliva
- 1 cebolla morada picada
- 1 libra de filetes de bacalao, deshuesados
- 1 manojo de espárragos, recortado
- Pimienta negra al gusto
- 1 taza de crema de coco
- 1 cucharada de cebollino picado

Direcciones:

1. Calentar una sartén con el aceite a fuego medio, agregar la cebolla y el bacalao y cocinar 3 minutos por cada lado.
2. Agrega el resto de los ingredientes, cocina todo por 8 minutos más, divide en platos y sirve.

Nutrición: calorías 254, grasa 12.1, fibra 5.4, carbohidratos 4.2, proteína 13.5

Camarones especiados

Tiempo de preparación: 5 minutos.
Tiempo de cocción: 8 minutos.
Porciones: 4

Ingredientes:

- 1 cucharadita de ajo en polvo
- 1 cucharadita de pimentón ahumado
- 1 cucharadita de comino, molido
- 1 cucharadita de pimienta de Jamaica, molida
- 2 cucharadas de aceite de oliva
- 2 libras de camarones, pelados y desvenados
- 1 cucharada de cebollino picado

Direcciones:

1. Calentar una sartén con el aceite a fuego medio, agregar los camarones, el ajo en polvo y los demás ingredientes, cocinar 4 minutos por cada lado, dividir en tazones y servir.

Nutrición: calorías 212, grasa 9.6, fibra 5.3, carbohidratos 12.7, proteína 15.4

Lubina y Tomates

Tiempo de preparación: 10 minutos.
Tiempo de cocción: 30 minutos.
Porciones: 4

Ingredientes:

- 2 cucharadas de aceite de oliva
- 2 libras de filetes de lubina, sin piel y deshuesados
- Pimienta negra al gusto
- 2 tazas de tomates cherry, cortados por la mitad
- 1 cucharada de cebollino picado
- 1 cucharada de ralladura de limón rallada
- ¼ de taza de jugo de limón

Direcciones:

1. Engrase una fuente para asar con el aceite y coloque el pescado en su interior.
2. Agrega los tomates y los demás ingredientes, introduce la sartén en el horno y hornea a 380 grados F por 30 minutos.
3. Divida todo entre platos y sirva.

Nutrición: calorías 272, grasa 6.9, fibra 6.2, carbohidratos 18.4, proteína 9

Camarones y Frijoles

Tiempo de preparación: 10 minutos.
Tiempo de cocción: 12 minutos.
Porciones: 4

Ingredientes:

- 1 libra de camarones, desvenados y pelados
- 1 cucharada de aceite de oliva
- Zumo de 1 lima
- 1 taza de frijoles negros enlatados, sin sal agregada, escurridos
- 1 chalota picada
- 1 cucharada de orégano picado
- 2 dientes de ajo picados
- Pimienta negra al gusto

Direcciones:

1. Calentar una sartén con el aceite a fuego medio-alto, agregar la chalota y el ajo, remover y cocinar por 3 minutos.
2. Agrega los camarones y cocina 2 minutos por cada lado.
3. Agrega los frijoles y los demás ingredientes, cocina todo a fuego medio por 5 minutos más, divide en tazones y sirve.

Nutrición: calorías 253, grasa 11.6, fibra 6, carbohidratos 14.5, proteína 13.5

Mezcla de camarones y rábano picante

Tiempo de preparación: 5 minutos.
Tiempo de cocción: 8 minutos.
Porciones: 4

Ingredientes:

- 1 libra de camarones, pelados y desvenados
- 2 chalotas picadas
- 1 cucharada de aceite de oliva
- 1 cucharada de cebollino picado
- 2 cucharaditas de rábano picante preparado
- ¼ taza de crema de coco
- Pimienta negra al gusto

Direcciones:

4 Calentar una sartén con el aceite a fuego medio, agregar las chalotas y el rábano picante, remover y sofreír por 2 minutos.

5 Agrega los camarones y los demás ingredientes, revuelve, cocina por 6 minutos más, divide en platos y sirve.

Nutrición: calorías 233, grasa 6, fibra 5, carbohidratos 11.9, proteína 5.4

Ensalada De Camarones Y Estragón

Tiempo de preparación: 4 minutos.
Tiempo de cocción: 0 minutos.
Porciones: 4

Ingredientes:

- 1 libra de camarones, cocidos, pelados y desvenados
- 1 cucharada de estragón picado
- 1 cucharada de alcaparras, escurridas
- 2 cucharadas de aceite de oliva
- Pimienta negra al gusto
- 2 tazas de espinacas tiernas
- 1 cucharada de vinagre balsámico
- 1 cebolla morada pequeña, en rodajas
- 2 cucharadas de jugo de limón

Direcciones:

4 En un bol, combine los camarones con el estragón y los demás ingredientes, mezcle y sirva.

Nutrición: calorías 258, grasa 12.4, fibra 6, carbohidratos 6.7, proteína 13.3

Mezcla de bacalao parmesano

Tiempo de preparación: 10 minutos.
Tiempo de cocción: 20 minutos.
Porciones: 4

Ingredientes:

- 4 filetes de bacalao deshuesados
- ½ taza de queso parmesano bajo en grasa, rallado
- 3 dientes de ajo picados
- 1 cucharada de aceite de oliva
- 1 cucharada de jugo de limón
- ½ taza de cebolla verde picada

Direcciones:

1. Calienta una sartén con el aceite a fuego medio, agrega el ajo y las cebolletas, revuelve y sofríe por 5 minutos.
2. Agrega el pescado y cuece durante 4 minutos por cada lado.
3. Agrega el jugo de limón, espolvorea el parmesano por encima, cocina todo por 2 minutos más, divide en platos y sirve.

Nutrición: calorías 275, grasa 22.1, fibra 5, carbohidratos 18.2, proteína 12

Mezcla de tilapia y cebolla morada

Tiempo de preparación: 10 minutos.
Tiempo de cocción: 15 minutos.
Porciones: 4

Ingredientes:

- 4 filetes de tilapia, deshuesados
- 2 cucharadas de aceite de oliva
- 1 cucharada de jugo de limón
- 2 cucharaditas de ralladura de limón rallada
- 2 cebollas rojas, picadas
- 3 cucharadas de cebolletas picadas

Direcciones:

1. Calienta una sartén con el aceite a fuego medio, agrega la cebolla, la ralladura de limón y el jugo de limón, revuelve y sofríe por 5 minutos.
2. Agrega el pescado y las cebolletas, cocina 5 minutos por cada lado, divide en platos y sirve.

Nutrición: calorías 254, grasa 18.2, fibra 5.4, carbohidratos 11.7, proteína 4.5

Ensalada de trucha

Tiempo de preparación: 6 minutos.
Tiempo de cocción: 0 minutos.
Porciones: 4

Ingredientes:

- 4 onzas de trucha ahumada, sin piel, deshuesada y en cubos
- 1 cucharada de jugo de lima
- 1/3 taza de yogur descremado
- 2 aguacates, pelados, sin hueso y en cubos
- 3 cucharadas de cebolletas picadas
- Pimienta negra al gusto
- 1 cucharada de aceite de oliva

Direcciones:

1. En un bol, combine la trucha con los aguacates y los demás ingredientes, mezcle y sirva.

Nutrición: calorías 244, grasa 9.45, fibra 5.6, carbohidratos 8.5, proteína 15

Trucha Balsámica

Tiempo de preparación: 5 minutos.
Tiempo de cocción: 15 minutos.
Porciones: 4

Ingredientes:

- 3 cucharadas de vinagre balsámico
- 2 cucharadas de aceite de oliva
- 4 filetes de trucha, deshuesados
- 3 cucharadas de perejil finamente picado
- 2 dientes de ajo picados

Direcciones:

1. Calentar una sartén con el aceite a fuego medio, agregar la trucha y cocinar durante 6 minutos por cada lado.
2. Agregue el resto de los ingredientes, cocine por 3 minutos más, divida en platos y sirva con una ensalada.

Nutrición: calorías 314, grasa 14.3, fibra 8.2, carbohidratos 14.8, proteína 11.2

Salmón con perejil

Tiempo de preparación: 5 minutos.
Tiempo de cocción: 12 minutos.
Porciones: 4

Ingredientes:

- 2 cebolletas picadas
- 2 cucharaditas de jugo de lima
- 1 cucharada de cebolletas picadas
- 1 cucharada de aceite de oliva
- 4 filetes de salmón, deshuesados
- Pimienta negra al gusto
- 2 cucharadas de perejil picado

Direcciones:

1. Calentar una sartén con el aceite a fuego medio, agregar las cebolletas, remover y sofreír por 2 minutos.
2. Agrega el salmón y los demás ingredientes, cocina 5 minutos por cada lado, divide en platos y sirve.

Nutrición: calorías 290, grasa 14.4, fibra 5.6, carbohidratos 15.6, proteína 9.5

Ensalada de Trucha y Verduras

Tiempo de preparación: 5 minutos.
Tiempo de cocción: 0 minutos.
Porciones: 4

Ingredientes:

- 2 cucharadas de aceite de oliva
- ½ taza de aceitunas kalamata, sin hueso y picadas
- Pimienta negra al gusto
- 1 libra de trucha ahumada, deshuesada, sin piel y en cubos
- ½ cucharadita de ralladura de limón rallada
- 1 cucharada de jugo de limón
- 1 taza de tomates cherry, cortados por la mitad
- ½ cebolla morada, en rodajas
- 2 tazas de rúcula tierna

Direcciones:

1. En un bol, combine la trucha ahumada con las aceitunas, la pimienta negra y el resto de ingredientes, mezcle y sirva.

Nutrición: calorías 282, grasa 13.4, fibra 5.3, carbohidratos 11.6, proteína 5.6

Salmón azafrán

Tiempo de preparación: 10 minutos.
Tiempo de cocción: 12 minutos.
Porciones: 4

Ingredientes:

- Pimienta negra al gusto
- ½ cucharadita de pimentón dulce
- 4 filetes de salmón, deshuesados
- 3 cucharadas de aceite de oliva
- 1 cebolla amarilla picada
- 2 dientes de ajo picados
- ¼ de cucharadita de azafrán en polvo

Direcciones:

1. Calienta una sartén con el aceite a fuego medio-alto, agrega la cebolla y el ajo, revuelve y sofríe por 2 minutos.
2. Agrega el salmón y los demás ingredientes, cocina 5 minutos por cada lado, divide en platos y sirve.

Nutrición: calorías 339, grasa 21.6, fibra 0.7, carbohidratos 3.2, proteína 35

Ensalada De Camarones Y Sandía

Tiempo de preparación: 10 minutos.
Tiempo de cocción: 0 minutos.
Porciones: 4

Ingredientes:

- ¼ taza de albahaca picada
- 2 tazas de sandía pelada y en cubos
- 2 cucharadas de vinagre balsámico
- 2 cucharadas de aceite de oliva
- 1 libra de camarones, pelados, desvenados y cocidos
- Pimienta negra al gusto
- 1 cucharada de perejil picado

Direcciones:

1. En un bol, combine los camarones con la sandía y los demás ingredientes, mezcle y sirva.

Nutrición: calorías 220, grasa 9, fibra 0.4, carbohidratos 7.6, proteína 26.4

Ensalada de camarones y quinoa al orégano

Tiempo de preparación: 5 minutos.
Tiempo de cocción: 8 minutos.
Porciones: 4

Ingredientes:

- 1 libra de camarones, pelados y desvenados
- 1 taza de quinua cocida
- Pimienta negra al gusto
- 1 cucharada de aceite de oliva
- 1 cucharada de orégano picado
- 1 cebolla morada picada
- Jugo de 1 limón

Direcciones:

1. Calienta una sartén con el aceite a fuego medio-alto, agrega la cebolla, revuelve y sofríe por 2 minutos.
2. Agrega los camarones, revuelve y cocina por 5 minutos.
3. Agrega el resto de los ingredientes, revuelve, divide todo en tazones y sirve.

Nutrición: calorías 336, grasa 8.2, fibra 4.1, carbohidratos 32.3, proteína 32.3

Ensalada de cangrejo

Tiempo de preparación: 10 minutos.
Tiempo de cocción: 0 minutos.
Porciones: 4

Ingredientes:

- 1 cucharada de aceite de oliva
- 2 tazas de carne de cangrejo
- Pimienta negra al gusto
- 1 taza de tomates cherry, cortados por la mitad
- 1 chalota picada
- 1 cucharada de jugo de limón
- 1/3 taza de cilantro picado

Direcciones:

1. En un bol, combine el cangrejo con los tomates y los demás ingredientes, mezcle y sirva.

Nutrición: calorías 54, grasa 3.9, fibra 0.6, carbohidratos 2.6, proteína 2.3

Vieiras Balsámicas

Tiempo de preparación: 4 minutos.
Tiempo de cocción: 6 minutos.
Porciones: 4

Ingredientes:

- 12 onzas de vieiras
- 2 cucharadas de aceite de oliva
- 2 dientes de ajo picados
- 1 cucharada de vinagre balsámico
- 1 taza de cebolletas, en rodajas
- 2 cucharadas de cilantro picado

Direcciones:

1. Calentar una sartén con el aceite a fuego medio, agregar las cebolletas y el ajo y sofreír durante 2 minutos.
2. Agrega las vieiras y el resto de ingredientes, cocínalas 2 minutos por cada lado, divide en platos y sirve.

Nutrición: calorías 146, grasa 7.7, fibra 0.7, carbohidratos 4.4, proteína 14.8

Mezcla cremosa de platija

Tiempo de preparación: 10 minutos.
Tiempo de cocción: 20 minutos.
Porciones: 4

Ingredientes:

- 2 cucharadas de aceite de oliva
- 1 cebolla morada picada
- Pimienta negra al gusto
- ½ taza de caldo de verduras bajo en sodio
- 4 filetes de platija, deshuesados
- ½ taza de crema de coco
- 1 cucharada de eneldo picado

Direcciones:

1. Calienta una sartén con el aceite a fuego medio, agrega la cebolla, revuelve y sofríe por 5 minutos.
2. Agrega el pescado y cuece durante 4 minutos por cada lado.
3. Agrega el resto de los ingredientes, cocina por 7 minutos más, divide en platos y sirve.

Nutrición: calorías 232, grasa 12,3, fibra 4, carbohidratos 8,7, proteína 12

Mezcla picante de salmón y mango

Tiempo de preparación: 5 minutos.
Tiempo de cocción: 0 minutos.
Porciones: 4

Ingredientes:

- 1 libra de salmón ahumado, deshuesado, sin piel y en copos
- Pimienta negra al gusto
- 1 cebolla morada picada
- 1 mango, pelado, sin semillas y picado
- 2 chiles jalapeños, picados
- ¼ taza de perejil picado
- 3 cucharadas de jugo de lima
- 1 cucharada de aceite de oliva

Direcciones:

2. En un bol mezclar el salmón con la pimienta negra y los demás ingredientes, mezclar y servir.

Nutrición: calorías 323, grasa 14.2, fibra 4, carbohidratos 8.5, proteína 20.4

Mezcla de camarones al eneldo

Tiempo de preparación: 5 minutos.
Tiempo de cocción: 0 minutos.
Porciones: 4

Ingredientes:

- 2 cucharaditas de jugo de limón
- 1 cucharada de aceite de oliva
- 1 cucharada de eneldo picado
- 1 libra de camarones, cocidos, pelados y desvenados
- Pimienta negra al gusto
- 1 taza de rábanos, en cubos

Direcciones:

1. En un bol, combine los camarones con el jugo de limón y los demás ingredientes, mezcle y sirva.

Nutrición: calorías 292, grasa 13, fibra 4.4, carbohidratos 8, proteína 16.4

Paté de salmón

Tiempo de preparación: 4 minutos.
Tiempo de cocción: 0 minutos.
Porciones: 6

Ingredientes:

- 6 onzas de salmón ahumado, deshuesado, sin piel y rallado
- 2 cucharadas de yogur descremado
- 3 cucharaditas de jugo de limón
- 2 cebolletas picadas
- 8 onzas de queso crema bajo en grasa
- ¼ de taza de cilantro picado

Direcciones:

1. En un bol mezclar el salmón con el yogur y los demás ingredientes, batir y servir frío.

Nutrición: calorías 272, grasa 15.2, fibra 4.3, carbohidratos 16.8, proteína 9.9

Camarones con Alcachofas

Tiempo de preparación: 4 minutos.
Tiempo de cocción: 8 minutos.
Porciones: 4

Ingredientes:

- 2 cebollas verdes picadas
- 1 taza de alcachofas enlatadas, sin sal agregada, escurridas y cortadas en cuartos
- 2 cucharadas de cilantro picado
- 1 libra de camarones, pelados y desvenados
- 1 taza de tomates cherry, en cubos
- 1 cucharada de aceite de oliva
- 1 cucharada de vinagre balsámico
- Una pizca de sal y pimienta negra.

Direcciones:

1. Calienta una sartén con el aceite a fuego medio, agrega la cebolla y las alcachofas, revuelve y cocina por 2 minutos.
2. Agrega los camarones, revuelve y cocina a fuego medio por 6 minutos.
3. Divida todo en tazones y sirva.

Nutrición: calorías 260, grasa 8.23, fibra 3.8, carbohidratos 14.3, proteína 12.4

Camarones con Salsa de Limón

Tiempo de preparación: 5 minutos.
Tiempo de cocción: 8 minutos.
Porciones: 4

Ingredientes:

- 1 libra de camarones, pelados y desvenados
- 2 cucharadas de aceite de oliva
- Ralladura de 1 limón rallado
- Jugo de ½ limón
- 1 cucharada de cebollino picado

Direcciones:

1. Calienta una sartén con el aceite a fuego medio-alto, agrega la ralladura de limón, el jugo de limón y el cilantro, revuelve y cocina por 2 minutos.
2. Agrega los camarones, cocina todo por 6 minutos más, divide en platos y sirve.

Nutrición: calorías 195, grasa 8.9, fibra 0, carbohidratos 1.8, proteína 25.9

Mezcla de atún y naranja

Tiempo de preparación: 5 minutos.
Tiempo de cocción: 12 minutos.
Porciones: 4

Ingredientes:

- 4 filetes de atún deshuesados
- Pimienta negra al gusto
- 2 cucharadas de aceite de oliva
- 2 chalotas picadas
- 3 cucharadas de jugo de naranja
- 1 naranja, pelada y cortada en gajos
- 1 cucharada de orégano picado

Direcciones:

1. Calienta una sartén con el aceite a fuego medio-alto, agrega las chalotas, revuelve y sofríe por 2 minutos.
2. Agrega el atún y los demás ingredientes, cocina todo por 10 minutos más, divide en platos y sirve.

Nutrición: calorías 457, grasa 38.2, fibra 1.6, carbohidratos 8.2, proteína 21.8

Salmón al curry

Tiempo de preparación: 10 minutos.
Tiempo de cocción: 20 minutos.
Porciones: 4

Ingredientes:

- 1 libra de filete de salmón, deshuesado y en cubos
- 3 cucharadas de pasta de curry rojo
- 1 cebolla morada picada
- 1 cucharadita de pimentón dulce
- 1 taza de crema de coco
- 1 cucharada de aceite de oliva
- Pimienta negra al gusto
- ½ taza de caldo de pollo bajo en sodio
- 3 cucharadas de albahaca picada

Direcciones:

1. Calienta una sartén con el aceite a fuego medio-alto, agrega la cebolla, el pimentón y la pasta de curry, revuelve y cocina por 5 minutos.
2. Agrega el salmón y los demás ingredientes, revuelve suavemente, cocina a fuego medio por 15 minutos, divide en tazones y sirve.

Nutrición: calorías 377, grasa 28,3, fibra 2,1, carbohidratos 8,5, proteína 23,9

Mezcla de salmón y zanahorias

Tiempo de preparación: 10 minutos.
Tiempo de cocción: 15 minutos.
Porciones: 4

Ingredientes:

- 4 filetes de salmón, deshuesados
- 1 cebolla morada picada
- 2 zanahorias en rodajas
- 2 cucharadas de aceite de oliva
- 2 cucharadas de vinagre balsámico
- Pimienta negra al gusto
- 2 cucharadas de cebolletas picadas
- ¼ de taza de caldo de verduras bajo en sodio

Direcciones:

1. Calienta una sartén con el aceite a fuego medio, agrega la cebolla y las zanahorias, revuelve y sofríe por 5 minutos.
2. Agrega el salmón y los demás ingredientes, cocina todo por 10 minutos más, divide en platos y sirve.

Nutrición: calorías 322, grasa 18, fibra 1.4, carbohidratos 6, proteína 35.2

Mezcla de Camarones y Piñones

Tiempo de preparación: 10 minutos.
Tiempo de cocción: 10 minutos.
Porciones: 4

Ingredientes:

- 1 libra de camarones, pelados y desvenados
- 2 cucharadas de piñones
- 1 cucharada de jugo de lima
- 2 cucharadas de aceite de oliva
- 3 dientes de ajo picados
- Pimienta negra al gusto
- 1 cucharada de tomillo picado
- 2 cucharadas de cebollino finamente picado

Direcciones:

1. Calienta una sartén con el aceite a fuego medio-alto, agrega el ajo, el tomillo, los piñones y el jugo de lima, revuelve y cocina por 3 minutos.
2. Agrega los camarones, la pimienta negra y el cebollino, revuelve, cocina por 7 minutos más, divide en platos y sirve.

Nutrición: calorías 290, grasa 13, fibra 4.5, carbohidratos 13.9, proteína 10

Chili Bacalao y Judías Verdes

Tiempo de preparación: 10 minutos.
Tiempo de cocción: 14 minutos.
Porciones: 4

Ingredientes:

- 4 filetes de bacalao deshuesados
- ½ libra de ejotes, cortados y cortados por la mitad
- 1 cucharada de jugo de lima
- 1 cucharada de ralladura de lima rallada
- 1 cebolla amarilla picada
- 2 cucharadas de aceite de oliva
- 1 cucharadita de comino, molido
- 1 cucharadita de chile en polvo
- ½ taza de caldo de verduras bajo en sodio
- Una pizca de sal y pimienta negra.

Direcciones:

1. Calienta una sartén con el aceite a fuego medio-alto, agrega la cebolla, revuelve y cocina por 2 minutos.
2. Agrega el pescado y cocínalo durante 3 minutos por cada lado.
3. Agrega las judías verdes y el resto de los ingredientes, mezcla suavemente, cocina por 7 minutos más, divide en platos y sirve.

Nutrición: calorías 220, grasa 13, carbohidratos 14.3, fibra 2.3, proteína 12

Vieiras al ajillo

Tiempo de preparación: 5 minutos.
Tiempo de cocción: 8 minutos.
Porciones: 4

Ingredientes:

- 12 vieiras
- 1 cebolla morada en rodajas
- 2 cucharadas de aceite de oliva
- ½ cucharadita de ajo picado
- 2 cucharadas de jugo de limón
- Pimienta negra al gusto
- 1 cucharadita de vinagre balsámico

Direcciones:

1. Calienta una sartén con el aceite a fuego medio, agrega la cebolla y el ajo y sofríe por 2 minutos.
2. Agrega las vieiras y los demás ingredientes, cocina a fuego medio por 6 minutos más, divide en platos y sirve caliente.

Nutrición: calorías 259, grasa 8, fibra 3, carbohidratos 5.7, proteína 7

Mezcla cremosa de lubina

Tiempo de preparación: 10 minutos.
Tiempo de cocción: 14 minutos.
Porciones: 4

Ingredientes:

- 4 filetes de lubina deshuesados
- 1 taza de crema de coco
- 1 cebolla amarilla picada
- 1 cucharada de jugo de lima
- 2 cucharadas de aceite de aguacate
- 1 cucharada de perejil picado
- Una pizca de pimienta negra

Direcciones:

1. Calienta una sartén con el aceite a fuego medio, agrega la cebolla, revuelve y sofríe por 2 minutos.
2. Agrega el pescado y cuece durante 4 minutos por cada lado.
3. Agrega el resto de los ingredientes, cocina todo por 4 minutos más, divide en platos y sirve.

Nutrición: calorías 283, grasa 12.3, fibra 5, carbohidratos 12.5, proteína 8

Mezcla de Lubina y Champiñones

Tiempo de preparación: 10 minutos.
Tiempo de cocción: 13 minutos.
Porciones: 4

Ingredientes:

- 4 filetes de lubina deshuesados
- 2 cucharadas de aceite de oliva
- Pimienta negra al gusto
- ½ taza de champiñones blancos, rebanados
- 1 cebolla morada picada
- 2 cucharadas de vinagre balsámico
- 3 cucharadas de cilantro picado

Direcciones:

1. Calentar una sartén con el aceite a fuego medio-alto, agregar la cebolla y los champiñones, remover y cocinar por 5 minutos.
2. Agrega el pescado y los demás ingredientes, cocina 4 minutos por cada lado, divide todo en platos y sirve.

Nutrición: calorías 280, grasa 12.3, fibra 8, carbohidratos 13.6, proteína 14.3

Sopa de salmón

Tiempo de preparación: 5 minutos.
Tiempo de cocción: 20 minutos.
Porciones: 4

Ingredientes:

- 1 libra de filetes de salmón, deshuesados, sin piel y en cubos
- 1 taza de cebolla amarilla picada
- 2 cucharadas de aceite de oliva
- Pimienta negra al gusto
- 2 tazas de caldo de verduras bajo en sodio
- 1 y ½ tazas de tomates picados
- 1 cucharada de albahaca picada

Direcciones:

1. Calienta una olla con el aceite a fuego medio, agrega la cebolla, revuelve y sofríe por 5 minutos.
2. Agrega el salmón y los demás ingredientes, lleva a fuego lento y cocina a fuego medio durante 15 minutos.
3. Divida la sopa en tazones y sirva.

Nutrición: calorías 250, grasa 12.2, fibra 5, carbohidratos 8.5, proteína 7

Camarones Nuez Moscada

Tiempo de preparación: 3 minutos.
Tiempo de cocción: 6 minutos.
Porciones: 4

Ingredientes:

- 1 libra de camarones, pelados y desvenados
- 2 cucharadas de aceite de oliva
- 1 cucharada de jugo de limón
- 1 cucharada de nuez moscada molida
- Pimienta negra al gusto
- 1 cucharada de cilantro picado

Direcciones:

1. Calienta una sartén con el aceite a fuego medio, agrega los camarones, el jugo de limón y los demás ingredientes, revuelve, cocina por 6 minutos, divide en tazones y sirve.

Nutrición: calorías 205, grasa 9.6, fibra 0.4, carbohidratos 2.7, proteína 26

Mezcla de camarones y bayas

Tiempo de preparación: 4 minutos.
Tiempo de cocción: 6 minutos.
Porciones: 4

Ingredientes:

- 1 libra de camarones, pelados y desvenados
- ½ taza de tomates, cortados en cubos
- 2 cucharadas de aceite de oliva
- 1 cucharada de vinagre balsámico
- ½ taza de fresas picadas
- Pimienta negra al gusto

Direcciones:

1. Calienta una sartén con el aceite a fuego medio, agrega los camarones, revuelve y cocina por 3 minutos.
2. Agregue el resto de los ingredientes, mezcle, cocine por 3-4 minutos más, divida en tazones y sirva.

Nutrición: calorías 205, grasa 9, fibra 0.6, carbohidratos 4, proteína 26.2

Trucha al limón al horno

Tiempo de preparación: 10 minutos.
Tiempo de cocción: 30 minutos.
Porciones: 4

Ingredientes:

- 4 truchas
- 1 cucharada de ralladura de limón rallada
- 2 cucharadas de aceite de oliva
- 2 cucharadas de jugo de limón
- Una pizca de pimienta negra
- 2 cucharadas de cilantro picado

Direcciones:

1. En una fuente para horno, combine el pescado con la ralladura de limón y los demás ingredientes y frote.
2. Hornee a 370 grados F durante 30 minutos, divida entre platos y sirva.

Nutrición: calorías 264, grasa 12,3, fibra 5, carbohidratos 7, proteína 11

Vieiras de cebollino

Tiempo de preparación: 3 minutos.
Tiempo de cocción: 4 minutos.
Porciones: 4

Ingredientes:

- 12 vieiras
- 2 cucharadas de aceite de oliva
- Pimienta negra al gusto
- 2 cucharadas de cebolletas picadas
- 1 cucharada de pimentón dulce

Direcciones:

1. Calentar una sartén con el aceite a fuego medio, agregar las vieiras, el pimentón y los demás ingredientes, y cocinar 2 minutos por cada lado.
2. Dividir en platos y servir con una ensalada.

Nutrición: calorías 215, grasa 6, fibra 5, carbohidratos 4.5, proteína 11

Albóndigas de atún

Tiempo de preparación: 10 minutos.
Tiempo de cocción: 30 minutos.
Porciones: 4

Ingredientes:

- 2 cucharadas de aceite de oliva
- 1 libra de atún, sin piel, deshuesado y picado
- 1 cebolla amarilla picada
- ¼ taza de cebollino picado
- 1 huevo batido
- 1 cucharada de harina de coco
- Una pizca de sal y pimienta negra.

Direcciones:

1. En un bol, mezcla el atún con la cebolla y los demás ingredientes excepto el aceite, revuelve bien y forma albóndigas medianas con esta mezcla.
2. Acomoda las albóndigas en una bandeja para horno, engrasa con el aceite, introduce en el horno a 350 grados F, cocina por 30 minutos, divide en platos y sirve.

Nutrición: calorías 291, grasa 14.3, fibra 5, carbohidratos 12.4, proteína 11

Sartén de salmón

Tiempo de preparación: 10 minutos.
Tiempo de cocción: 12 minutos.
Porciones: 4

Ingredientes:

- 4 filetes de salmón, deshuesados y cortados en cubos
- 2 cucharadas de aceite de oliva
- 1 pimiento rojo cortado en tiras
- 1 calabacín, cortado en cubos aproximadamente
- 1 berenjena, cortada en cubos
- 1 cucharada de jugo de limón
- 1 cucharada de eneldo picado
- ¼ de taza de caldo de verduras bajo en sodio
- 1 cucharadita de ajo en polvo
- Una pizca de pimienta negra

Direcciones:

1. Calienta una sartén con aceite a fuego medio-alto, agrega el pimiento morrón, el calabacín y la berenjena, revuelve y sofríe por 3 minutos.
2. Agrega el salmón y los demás ingredientes, mezcla suavemente, cocina todo por 9 minutos más, divide en platos y sirve.

Nutrición: calorías 348, grasa 18.4, fibra 5.3, carbohidratos 11.9, proteína 36.9

Mezcla de bacalao con mostaza

Tiempo de preparación: 10 minutos.
Tiempo de cocción: 25 minutos.
Porciones: 4

Ingredientes:

- 4 filetes de bacalao, sin piel y deshuesados
- Una pizca de pimienta negra
- 1 cucharadita de jengibre rallado
- 1 cucharada de mostaza
- 2 cucharadas de aceite de oliva
- 1 cucharadita de tomillo seco
- ¼ de cucharadita de comino molido
- 1 cucharadita de cúrcuma en polvo
- ¼ de taza de cilantro picado
- 1 taza de caldo de verduras bajo en sodio
- 3 dientes de ajo picados

Direcciones:

1. En una fuente para asar, combine el bacalao con la pimienta negra, el jengibre y los demás ingredientes, mezcle suavemente y hornee a 380 grados F durante 25 minutos.
2. Divida la mezcla entre platos y sirva.

Nutrición: calorías 176, grasa 9, fibra 1, carbohidratos 3.7, proteína 21.2

Mezcla de camarones y espárragos

Tiempo de preparación: 10 minutos.
Tiempo de cocción: 14 minutos.
Porciones: 4

Ingredientes:

- 1 manojo de espárragos, cortado por la mitad
- 1 libra de camarones, pelados y desvenados
- Pimienta negra al gusto
- 2 cucharadas de aceite de oliva
- 1 cebolla morada picada
- 2 dientes de ajo picados
- 1 taza de crema de coco

Direcciones:

1. Calienta una sartén con el aceite a fuego medio, agrega la cebolla, el ajo y los espárragos, revuelve y cocina por 4 minutos.
2. Agrega los camarones y los demás ingredientes, revuelve, cocina a fuego medio durante 10 minutos, divide todo en tazones y sirve.

Nutrición: calorías 225, grasa 6, fibra 3.4, carbohidratos 8.6, proteína 8

Bacalao y Guisantes

Tiempo de preparación: 10 minutos.
Tiempo de cocción: 20 minutos.
Porciones: 4

Ingredientes:

- 1 cebolla amarilla picada
- 2 cucharadas de aceite de oliva
- ½ taza de caldo de pollo bajo en sodio
- 4 filetes de bacalao, deshuesados, sin piel
- Pimienta negra al gusto
- 1 taza de guisantes

Direcciones:

1. Calentar una olla con el aceite a fuego medio, agregar la cebolla, remover y sofreír durante 4 minutos.
2. Agrega el pescado y cocínalo durante 3 minutos por cada lado.
3. Agrega los guisantes y los demás ingredientes, cocina todo por 10 minutos más, divide en platos y sirve.

Nutrición: calorías 240, grasa 8.4, fibra 2.7, carbohidratos 7.6, proteína 14

Tazones De Camarones Y Mejillones

Tiempo de preparación: 5 minutos.
Tiempo de cocción: 12 minutos.
Porciones: 4

Ingredientes:

- 1 libra de mejillones, lavados
- ½ taza de caldo de pollo bajo en sodio
- 1 libra de camarones, pelados y desvenados
- 2 chalotas picadas
- 1 taza de tomates cherry, en cubos
- 2 dientes de ajo picados
- 1 cucharada de aceite de oliva
- Jugo de 1 limón

Direcciones:

1. Calentar una sartén con el aceite a fuego medio, agregar las chalotas y el ajo y sofreír durante 2 minutos.
2. Agrega los camarones, los mejillones y el resto de ingredientes, cocina todo a fuego medio durante 10 minutos, divide en tazones y sirve.

Nutrición: calorías 240, grasa 4.9, fibra 2.4, carbohidratos 11.6, proteína 8

Crema de menta

Tiempo de preparación: 2 horas y 4 minutos

Tiempo de cocción: 0 minutos.
Porciones: 4

Ingredientes:

- 4 tazas de yogur descremado
- 1 taza de crema de coco
- 3 cucharadas de stevia
- 2 cucharaditas de ralladura de lima rallada
- 1 cucharada de menta picada

Direcciones:

1. En una licuadora, combine la nata con el yogur y el resto de ingredientes, licúe bien, divida en tazas y guarde en el refrigerador por 2 horas antes de servir.

Nutrición: calorías 512, grasa 14.3, fibra 1.5, carbohidratos 83.6, proteína 12.1

Pudin de frambuesas

Tiempo de preparación: 10 minutos.
Tiempo de cocción: 24 minutos.
Porciones: 4

Ingredientes:

- 1 taza de frambuesas
- 2 cucharaditas de azúcar de coco
- 3 huevos, batidos
- 1 cucharada de aceite de aguacate
- ½ taza de leche de almendras
- ½ taza de harina de coco
- ¼ de taza de yogur descremado

Direcciones:

1. En un bol, combine las frambuesas con el azúcar y los demás ingredientes excepto el aceite en aerosol y mezcle bien.
2. Engrase un molde para pudin con el aceite en aerosol, agregue la mezcla de frambuesas, unte, hornee en el horno a 400 grados F durante 24 minutos, divida en platos de postre y sirva.

Nutrición: calorías 215, grasa 11,3, fibra 3,4, carbohidratos 21,3, proteína 6,7

Barritas de almendras

Tiempo de preparación: 10 minutos.
Tiempo de cocción: 30 minutos.
Porciones: 4

Ingredientes:

- 1 taza de almendras trituradas
- 2 huevos batidos
- ½ taza de leche de almendras
- 1 cucharadita de extracto de vainilla
- 2/3 taza de azúcar de coco
- 2 tazas de harina integral
- 1 cucharadita de levadura en polvo
- Spray para cocinar

Direcciones:

1. En un bol, combine las almendras con los huevos y los demás ingredientes excepto el aceite en aerosol y revuelva bien.
2. Verter esto en una sartén cuadrada untada con aceite en aerosol, esparcir bien, hornear en el horno durante 30 minutos, enfriar, cortar en barras y servir.

Nutrición: calorías 463, grasa 22.5, fibra 11, carbohidratos 54.4, proteína 16.9

Mezcla de duraznos al horno

Tiempo de preparación: 10 minutos.
Tiempo de cocción: 30 minutos.
Porciones: 4

Ingredientes:

- 4 melocotones, sin hueso y cortados por la mitad
- 1 cucharada de azúcar de coco
- 1 cucharadita de extracto de vainilla
- ¼ de cucharadita de canela en polvo
- 1 cucharada de aceite de aguacate

Direcciones:

1. En un molde para hornear, combine los duraznos con el azúcar y los otros ingredientes, hornee a 375 grados F por 30 minutos, enfríe y sirva.

Nutrición: calorías 91, grasa 0.8, fibra 2.5, carbohidratos 19.2, proteína 1.7

Pastel De Nueces

Tiempo de preparación: 10 minutos.
Tiempo de cocción: 25 minutos.
Porciones: 8

Ingredientes:

- 3 tazas de harina de almendras
- 1 taza de azúcar de coco
- 1 cucharada de extracto de vainilla
- ½ taza de nueces picadas
- 2 cucharaditas de bicarbonato de sodio
- 2 tazas de leche de coco
- ½ taza de aceite de coco derretido

Direcciones:

1. En un bol, combine la harina de almendras con el azúcar y los demás ingredientes, batir bien, verter en un molde para pasteles, esparcir, introducir en el horno a 370 grados F, hornear por 25 minutos.
2. Dejar enfriar el bizcocho, cortar en rodajas y servir.

Nutrición: calorías 445, grasa 10, fibra 6.5, carbohidratos 31.4, proteína 23.5

Tarta de manzana

Tiempo de preparación: 10 minutos.
Tiempo de cocción: 30 minutos.
Porciones: 4

Ingredientes:

- 2 tazas de harina de almendras
- 1 cucharadita de bicarbonato de sodio
- 1 cucharadita de levadura en polvo
- ½ cucharadita de canela en polvo
- 2 cucharadas de azúcar de coco
- 1 taza de leche de almendras
- 2 manzanas verdes, sin corazón, peladas y picadas
- Spray para cocinar

Direcciones:

1. En un bol, combine la harina con el bicarbonato de sodio, las manzanas y los demás ingredientes excepto el aceite en aerosol, y bata bien.
2. Vierta esto en un molde para pasteles engrasado con el aceite en aerosol, extienda bien, introduzca en el horno y hornee a 360 grados F durante 30 minutos.
3. Enfriar el bizcocho, cortar en rodajas y servir.

Nutrición: calorías 332, grasa 22.4, fibra 9l.6, carbohidratos 22.2, proteína 12.3

Crema de canela

Tiempo de preparación: 2 horas.
Tiempo de cocción: 10 minutos.
Porciones: 4

Ingredientes:

- 1 taza de leche de almendras descremada
- 1 taza de crema de coco
- 2 tazas de azúcar de coco
- 2 cucharadas de canela en polvo
- 1 cucharadita de extracto de vainilla

Direcciones:

1. Calentar una sartén con la leche de almendras a fuego medio, agregar el resto de los ingredientes, batir y cocinar por 10 minutos más.
2. Dividir la mezcla en cuencos, enfriar y conservar en el frigorífico 2 horas antes de servir.

Nutrición: calorías 254, grasa 7.5, fibra 5, carbohidratos 16.4, proteína 9.5

Mezcla cremosa de fresas

Tiempo de preparación: 10 minutos.
Tiempo de cocción: 0 minutos.
Porciones: 4

Ingredientes:

- 1 cucharadita de extracto de vainilla
- 2 tazas de fresas picadas
- 1 cucharadita de azúcar de coco
- 8 onzas de yogur descremado

Direcciones:

1. En un bol, combine las fresas con la vainilla y los demás ingredientes, mezcle y sirva frío.

Nutrición: calorías 343, grasa 13.4, fibra 6, carbohidratos 15.43, proteína 5.5

Brownies de vainilla y nueces

Tiempo de preparación: 10 minutos.
Tiempo de cocción: 25 minutos.
Porciones: 8

Ingredientes:

- 1 taza de nueces picadas
- 3 cucharadas de azúcar de coco
- 2 cucharadas de cacao en polvo
- 3 huevos, batidos
- ¼ taza de aceite de coco derretido
- ½ cucharadita de levadura en polvo
- 2 cucharaditas de extracto de vainilla
- Spray para cocinar

Direcciones:

1. En su procesador de alimentos, combine las nueces con el azúcar de coco y los demás ingredientes, excepto el aceite en aerosol, y presione bien.
2. Engrasar una sartén cuadrada con aceite en aerosol, agregar la mezcla de brownies, untar, introducir en el horno, hornear a 350 grados F por 25 minutos, dejar enfriar, cortar en rodajas y servir.

Nutrición: calorías 370, grasa 14.3, fibra 3, carbohidratos 14.4, proteína 5.6

Pastel De Fresas

Tiempo de preparación: 10 minutos.
Tiempo de cocción: 25 minutos.
Porciones: 6

Ingredientes:

- 2 tazas de harina integral
- 1 taza de fresas picadas
- ½ cucharadita de bicarbonato de sodio
- ½ taza de azúcar de coco
- ¾ taza de leche de coco
- ¼ taza de aceite de coco derretido
- 2 huevos batidos
- 1 cucharadita de extracto de vainilla
- Spray para cocinar

Direcciones:

1. En un bol, combine la harina con las fresas y los demás ingredientes excepto el spray de coque y bata bien.
2. Engrase un molde para pasteles con aceite en aerosol, vierta la mezcla para pasteles, extienda, hornee en el horno a 350 grados F durante 25 minutos, enfríe, corte en rodajas y sirva.

Nutrición: calorías 465, grasa 22.1, fibra 4, carbohidratos 18.3, proteína 13.4

Budín de cacao

Tiempo de preparación: 10 minutos.
Tiempo de cocción: 10 minutos.
Porciones: 4

Ingredientes:

- 2 cucharadas de azúcar de coco
- 3 cucharadas de harina de coco
- 2 cucharadas de cacao en polvo
- 2 tazas de leche de almendras
- 2 huevos batidos
- ½ cucharadita de extracto de vainilla

Direcciones:

1. Poner la leche en una sartén, agregar el cacao y los demás ingredientes, batir, hervir a fuego medio durante 10 minutos, verter en tazas pequeñas y servir frío.

Nutrición: calorías 385, grasa 31,7, fibra 5,7, carbohidratos 21,6, proteína 7,3

Crema de nuez moscada y vainilla

Tiempo de preparación: 10 minutos.
Tiempo de cocción: 0 minutos.
Porciones: 6

Ingredientes:

- 3 tazas de leche descremada
- 1 cucharadita de nuez moscada molida
- 2 cucharaditas de extracto de vainilla
- 4 cucharaditas de azúcar de coco
- 1 taza de nueces picadas

Direcciones:

1. En un bol, combine la leche con la nuez moscada y los demás ingredientes, batir bien, dividir en tazas pequeñas y servir frío.

Nutrición: calorías 243, grasa 12.4, fibra 1.5, carbohidratos 21.1, proteína 9.7

Crema de aguacate

Tiempo de preparación: 1 hora y 10 minutos

Tiempo de cocción: 0 minutos.
Porciones: 4

Ingredientes:

- 2 tazas de crema de coco
- 2 aguacates, pelados, sin hueso y triturados
- 2 cucharadas de azúcar de coco
- 1 cucharadita de extracto de vainilla

Direcciones:

1. En una licuadora, combine la nata con los aguacates y el resto de ingredientes, pulse bien, divida en tazas y guarde en el refrigerador por 1 hora antes de servir.

Nutrición: calorías 532, grasa 48.2, fibra 9.4, carbohidratos 24.9, proteína 5.2

Crema de frambuesas

Tiempo de preparación: 10 minutos.
Tiempo de cocción: 25 minutos.
Porciones: 4

Ingredientes:

- 2 cucharadas de harina de almendras
- 1 taza de crema de coco
- 3 tazas de frambuesas
- 1 taza de azúcar de coco
- 8 onzas de queso crema bajo en grasa

Direcciones:

1. En un bol, la harina con la nata y los demás ingredientes, batir, pasar a una sartén redonda, cocinar a 360 grados F durante 25 minutos, dividir en tazones y servir.

Nutrición: calorías 429, grasa 36,3, fibra 7,7, carbohidratos 21,3, proteína 7,8

Ensalada de sandía

Tiempo de preparación: 4 minutos.
Tiempo de cocción: 0 minutos.
Porciones: 4

Ingredientes:

- 1 taza de sandía pelada y en cubos
- 2 manzanas, sin corazón y en cubos
- 1 cucharada de crema de coco
- 2 plátanos, cortados en trozos

Direcciones:

1. En un bol, combine la sandía con las manzanas y los demás ingredientes, mezcle y sirva.

Nutrición: calorías 131, grasa 1.3, fibra 4.5, carbohidratos 31.9, proteína 1.3

Mezcla de peras de coco

Tiempo de preparación: 10 minutos.
Tiempo de cocción: 10 minutos.
Porciones: 4

Ingredientes:

- 2 cucharaditas de jugo de lima
- ½ taza de crema de coco
- ½ taza de coco rallado
- 4 peras, sin corazón y en cubos
- 4 cucharadas de azúcar de coco

Direcciones:

1. En una sartén, combine las peras con el jugo de limón y los demás ingredientes, revuelva, lleve a fuego lento a fuego medio y cocine por 10 minutos.
2. Dividir en tazones y servir frío.

Nutrición: calorías 320, grasa 7.8, fibra 3, carbohidratos 6.4, proteína 4.7

Compota de Manzanas

Tiempo de preparación: 10 minutos.
Tiempo de cocción: 15 minutos.
Porciones: 4

Ingredientes:

- 5 cucharadas de azúcar de coco
- 2 tazas de jugo de naranja
- 4 manzanas, sin corazón y en cubos

Direcciones:

1. En una olla, combine las manzanas con el azúcar y el jugo de naranja, mezcle, hierva a fuego medio, cocine por 15 minutos, divida en tazones y sirva frío.

Nutrición: calorías 220, grasa 5.2, fibra 3, carbohidratos 5.6, proteína 5.6

Guiso de Albaricoques

Tiempo de preparación: 10 minutos.
Tiempo de cocción: 15 minutos.
Porciones: 4

Ingredientes:

- 2 tazas de albaricoques, cortados por la mitad
- 2 tazas de agua
- 2 cucharadas de azúcar de coco
- 2 cucharadas de jugo de limón

Direcciones:

1. En una olla, combine los albaricoques con el agua y los demás ingredientes, mezcle, cocine a fuego medio por 15 minutos, divida en tazones y sirva.

Nutrición: calorías 260, grasa 6.2, fibra 4.2, carbohidratos 5.6, proteína 6

Mezcla de melón y limón

Tiempo de preparación: 10 minutos.
Tiempo de cocción: 10 minutos.
Porciones: 4

Ingredientes:

- 2 tazas de melón, pelado y cortado en cubos
- 4 cucharadas de azúcar de coco
- 2 cucharaditas de extracto de vainilla
- 2 cucharaditas de jugo de limón

Direcciones:

1. En una sartén pequeña, combine el melón con el azúcar y los demás ingredientes, mezcle, caliente a fuego medio, cocine por unos 10 minutos, divida en tazones y sirva frío.

Nutrición: calorías 140, grasa 4, fibra 3.4, carbohidratos 6.7, proteína 5

Crema cremosa de ruibarbo

Tiempo de preparación: 10 minutos.
Tiempo de cocción: 14 minutos.
Porciones: 4

Ingredientes:

- 1/3 taza de queso crema bajo en grasa
- ½ taza de crema de coco
- 2 libras de ruibarbo, picado
- 3 cucharadas de azúcar de coco

Direcciones:

1. En una licuadora, combine el queso crema con la nata y los demás ingredientes y presione bien.
2. Dividir en tazas pequeñas, introducir en el horno y hornear a 350 grados F durante 14 minutos.
3. Servir frío.

Nutrición: calorías 360, grasa 14.3, fibra 4.4, carbohidratos 5.8, proteína 5.2

Cuencos de piña

Tiempo de preparación: 10 minutos.
Tiempo de cocción: 0 minutos.
Porciones: 4

Ingredientes:

- 3 tazas de piña pelada y en cubos
- 1 cucharadita de semillas de chía
- 1 taza de crema de coco
- 1 cucharadita de extracto de vainilla
- 1 cucharada de menta picada

Direcciones:

1. En un bol, combine la piña con la nata y los demás ingredientes, mezcle, divida en tazones más pequeños y guarde en el frigorífico durante 10 minutos antes de servir.

Nutrición: calorías 238, grasa 16.6, fibra 5.6, carbohidratos 22.8, proteína 3.3

Guiso de arándanos

Tiempo de preparación: 10 minutos.
Tiempo de cocción: 10 minutos.
Porciones: 4

Ingredientes:

- 2 cucharadas de jugo de limón
- 1 taza de agua
- 3 cucharadas de azúcar de coco
- 12 onzas de arándanos

Direcciones:

1. En una sartén, combine los arándanos con el azúcar y los demás ingredientes, lleve a fuego lento y cocine a fuego medio durante 10 minutos.
2. Dividir en tazones y servir.

Nutrición: calorías 122, grasa 0.4, fibra 2.1, carbohidratos 26.7, proteína 1.5

Pudín de lima

Tiempo de preparación: 10 minutos.
Tiempo de cocción: 15 minutos.
Porciones: 4

Ingredientes:

- 2 tazas de crema de coco
- Zumo de 1 lima
- Ralladura de 1 lima rallada
- 3 cucharadas de aceite de coco derretido
- 1 huevo batido
- 1 cucharadita de levadura en polvo

Direcciones:

1. En un bol, combine la nata con el jugo de lima y los demás ingredientes y bata bien.
2. Dividir en moldes pequeños, introducir en el horno y hornear a 360 grados F durante 15 minutos.
3. Sirve el pudín frío.

Nutrición: calorías 385, grasa 39.9, fibra 2.7, carbohidratos 8.2, proteína 4.2

Crema de melocotón

Tiempo de preparación: 10 minutos.
Tiempo de cocción: 0 minutos.
Porciones: 4

Ingredientes:

- 3 tazas de crema de coco
- 2 melocotones, sin hueso y picados
- 1 cucharadita de extracto de vainilla
- ½ taza de almendras picadas

Direcciones:

1. En una licuadora, combine la crema y los demás ingredientes, licúe bien, divida en tazones pequeños y sirva frío.

Nutrición: calorías 261, grasa 13, fibra 5.6, carbohidratos 7, proteína 5.4

Mezcla de ciruelas canela

Tiempo de preparación: 10 minutos.
Tiempo de cocción: 15 minutos.
Porciones: 4

Ingredientes:

- 1 libra de ciruelas, sin hueso y cortadas por la mitad
- 2 cucharadas de azúcar de coco
- ½ cucharadita de canela en polvo
- 1 taza de agua

Direcciones:

1. En una sartén, combine las ciruelas con el azúcar y los demás ingredientes, lleve a fuego lento y cocine a fuego medio durante 15 minutos.
2. Dividir en tazones y servir frío.

Nutrición: calorías 142, grasa 4, fibra 2.4, carbohidratos 14, proteína 7

Manzanas de Chia y Vainilla

Tiempo de preparación: 10 minutos.
Tiempo de cocción: 10 minutos.
Porciones: 4

Ingredientes:

- 2 tazas de manzanas, sin corazón y cortadas en gajos
- 2 cucharadas de semillas de chía
- 1 cucharadita de extracto de vainilla
- 2 tazas de jugo de manzana sin azúcar natural

Direcciones:

1. En una olla pequeña, combine las manzanas con las semillas de chía y los demás ingredientes, mezcle, cocine a fuego medio por 10 minutos, divida en tazones y sirva frío.

Nutrición: calorías 172, grasa 5.6, fibra 3.5, carbohidratos 10, proteína 4.4

Budín de Arroz y Peras

Tiempo de preparación: 10 minutos.
Tiempo de cocción: 25 minutos.
Porciones: 4

Ingredientes:

- 6 tazas de agua
- 1 taza de azúcar de coco
- 2 tazas de arroz negro
- 2 peras, sin corazón y en cubos
- 2 cucharaditas de canela en polvo

Direcciones:

1. Ponga el agua en una cacerola, caliéntela a fuego medio-alto, agregue el arroz, el azúcar y los demás ingredientes, revuelva, lleve a fuego lento, reduzca el fuego a medio y cocine por 25 minutos.
2. Dividir en tazones y servir frío.

Nutrición: calorías 290, grasa 13.4, fibra 4, carbohidratos 13.20, proteína 6.7

Guiso de ruibarbo

Tiempo de preparación: 10 minutos.
Tiempo de cocción: 15 minutos.
Porciones: 4

Ingredientes:

- 2 tazas de ruibarbo, picado
- 3 cucharadas de azúcar de coco
- 1 cucharadita de extracto de almendras
- 2 tazas de agua

Direcciones:

1. En una olla, combine el ruibarbo con los demás ingredientes, mezcle, hierva a fuego medio, cocine por 15 minutos, divida en tazones y sirva frío.

Nutrición: calorías 142, grasa 4.1, fibra 4.2, carbohidratos 7, proteína 4

Crema de ruibarbo

Tiempo de preparación: 1 hora.
Tiempo de cocción: 10 minutos.
Porciones: 4

Ingredientes:

- 2 tazas de crema de coco
- 1 taza de ruibarbo picado
- 3 huevos, batidos
- 3 cucharadas de azúcar de coco
- 1 cucharada de jugo de lima

Direcciones:

1. En una cacerola pequeña, combine la crema con el ruibarbo y los demás ingredientes, bata bien, cocine a fuego medio durante 10 minutos, licúe con una batidora de inmersión, divida en tazones y guarde en el refrigerador por 1 hora antes de servir.

Nutrición: calorías 230, grasa 8.4, fibra 2.4, carbohidratos 7.8, proteína 6

Ensalada de arándanos

Tiempo de preparación: 5 minutos.
Tiempo de cocción: 0 minutos.
Porciones: 4

Ingredientes:

- 2 tazas de arándanos
- 3 cucharadas de menta picada
- 1 pera, sin corazón y en cubos
- 1 manzana, sin corazón y en cubos
- 1 cucharada de azúcar de coco

Direcciones:

1. En un bol, combine los arándanos con la menta y los demás ingredientes, mezcle y sirva frío.

Nutrición: calorías 150, grasa 2.4, fibra 4, carbohidratos 6.8, proteína 6

Dátiles y Crema de Plátano

Tiempo de preparación: 5 minutos.
Tiempo de cocción: 0 minutos.
Porciones: 4

Ingredientes:

- 1 taza de leche de almendras
- 1 plátano, pelado y en rodajas
- 1 cucharadita de extracto de vainilla
- ½ taza de crema de coco
- dátiles, picados

Direcciones:

1. En una licuadora, combine los dátiles con el plátano y los demás ingredientes, pulse bien, divida en tazas pequeñas y sirva frío.

Nutrición: calorías 271, grasa 21.6, fibra 3.8, carbohidratos 21.2, proteína 2.7

Muffins de ciruela

Tiempo de preparación: 10 minutos.
Tiempo de cocción: 25 minutos.
Porciones: 12

Ingredientes:

- 3 cucharadas de aceite de coco derretido
- ½ taza de leche de almendras
- 4 huevos batidos
- 1 cucharadita de extracto de vainilla
- 1 taza de harina de almendras
- 2 cucharaditas de canela en polvo
- ½ cucharadita de levadura en polvo
- 1 taza de ciruelas, sin hueso y picadas

Direcciones:

1. En un bol, combine el aceite de coco con la leche de almendras y los demás ingredientes y bata bien.
2. Dividir en un molde para muffins, introducir en el horno a 350 grados F y hornear durante 25 minutos.
3. Sirve los muffins fríos.

Nutrición: calorías 270, grasa 3.4, fibra 4.4, carbohidratos 12, proteína 5

Cuencos de Ciruelas y Pasas

Tiempo de preparación: 10 minutos.
Tiempo de cocción: 20 minutos.
Porciones: 4

Ingredientes:

- ½ libra de ciruelas, sin hueso y cortadas por la mitad
- 2 cucharadas de azúcar de coco
- 4 cucharadas de pasas
- 1 cucharadita de extracto de vainilla
- 1 taza de crema de coco

Direcciones:

1. En una sartén, combine las ciruelas con el azúcar y los demás ingredientes, lleve a fuego lento y cocine a fuego medio durante 20 minutos.
2. Dividir en tazones y servir.

Nutrición: calorías 219, grasa 14.4, fibra 1.8, carbohidratos 21.1, proteína 2.2

Barras de semillas de girasol

Tiempo de preparación: 10 minutos.
Tiempo de cocción: 20 minutos.
Porciones: 6

Ingredientes:

- 1 taza de harina de coco
- ½ cucharadita de bicarbonato de sodio
- 1 cucharada de semillas de lino
- 3 cucharadas de leche de almendras
- 1 taza de pipas de girasol
- 2 cucharadas de aceite de coco derretido
- 1 cucharadita de extracto de vainilla

Direcciones:

1. En un bol mezclar la harina con el bicarbonato de sodio y los demás ingredientes, remover muy bien, extender en una bandeja para hornear, presionar bien, hornear en el horno a 350 grados F por 20 minutos, dejar enfriar a un lado, cortar en barras y servir.

Nutrición: calorías 189, grasa 12.6, fibra 9.2, carbohidratos 15.7, proteína 4.7

Tazones de moras y anacardos

Tiempo de preparación: 10 minutos.

Tiempo de cocción: 0 minutos.

Porciones: 4

Ingredientes:

- 1 taza de nueces de la India
- 2 tazas de moras
- ¾ taza de crema de coco
- 1 cucharadita de extracto de vainilla
- 1 cucharada de azúcar de coco

Direcciones:

1. En un tazón, combine los anacardos con las bayas y los demás ingredientes, mezcle, divida en tazones pequeños y sirva.

Nutrición: calorías 230, grasa 4, fibra 3.4, carbohidratos 12.3, proteína 8

Tazones de naranja y mandarinas

Tiempo de preparación: 4 minutos.
Tiempo de cocción: 8 minutos.
Porciones: 4

Ingredientes:

- 4 naranjas, peladas y cortadas en gajos
- 2 mandarinas, peladas y cortadas en gajos
- Zumo de 1 lima
- 2 cucharadas de azúcar de coco
- 1 taza de agua

Direcciones:

1. En una sartén, combine las naranjas con las mandarinas y los demás ingredientes, lleve a fuego lento y cocine a fuego medio durante 8 minutos.
2. Dividir en tazones y servir frío.

Nutrición: calorías 170, grasa 2.3, fibra 2.3, carbohidratos 11, proteína 3.4

Crema de calabaza

Tiempo de preparación: 2 horas.
Tiempo de cocción: 0 minutos.
Porciones: 4

Ingredientes:

- 2 tazas de crema de coco
- 1 taza de puré de calabaza
- 14 onzas de crema de coco
- 3 cucharadas de azúcar de coco

Direcciones:

1. En un bol, combinar la nata con el puré de calabaza y el resto de ingredientes, batir bien, dividir en tazones pequeños y conservar en el frigorífico 2 horas antes de servir.

Nutrición: calorías 350, grasa 12.3, fibra 3, carbohidratos 11.7, proteína 6

Mezcla de higos y ruibarbo

Tiempo de preparación: 6 minutos.
Tiempo de cocción: 14 minutos.
Porciones: 4

Ingredientes:

- 2 cucharadas de aceite de coco derretido
- 1 taza de ruibarbo, picado
- 12 higos, cortados por la mitad
- ¼ taza de azúcar de coco
- 1 taza de agua

Direcciones:

1. Calentar una sartén con el aceite a fuego medio, agregar los higos y el resto de los ingredientes, mezclar, cocinar por 14 minutos, dividir en tazas pequeñas y servir frío.

Nutrición: calorías 213, grasa 7.4, fibra 6.1, carbohidratos 39, proteína 2.2

Plátano especiado

Tiempo de preparación: 4 minutos.
Tiempo de cocción: 15 minutos.
Porciones: 4

Ingredientes:

- 4 plátanos, pelados y cortados por la mitad
- 1 cucharadita de nuez moscada molida
- 1 cucharadita de canela en polvo
- Zumo de 1 lima
- 4 cucharadas de azúcar de coco

Direcciones:

1. Coloca los plátanos en un molde para hornear, agrega la nuez moscada y los demás ingredientes, hornea a 350 grados F por 15 minutos.
2. Divida los plátanos horneados entre platos y sirva.

Nutrición: calorías 206, grasa 0.6, fibra 3.2, carbohidratos 47.1, proteína 2.4

Batido de cacao

Tiempo de preparación: 5 minutos.

Tiempo de cocción: 0 minutos.

Porciones: 2

Ingredientes:

- 2 cucharaditas de cacao en polvo
- 1 aguacate, sin hueso, pelado y machacado
- 1 taza de leche de almendras
- 1 taza de crema de coco

Direcciones:

1. En tu licuadora, combina la leche de almendras con la nata y los demás ingredientes, pulsa bien, divide en tazas y sirve frío.

Nutrición: calorías 155, grasa 12,3, fibra 4, carbohidratos 8,6, proteína 5

Barras de plátano

Tiempo de preparación: 30 minutos.

Tiempo de cocción: 0 minutos.

Porciones: 4

Ingredientes:

- 1 taza de aceite de coco derretido
- 2 plátanos, pelados y picados
- 1 aguacate, pelado, deshuesado y triturado
- ½ taza de azúcar de coco
- ¼ de taza de jugo de lima
- 1 cucharadita de ralladura de limón rallada
- Spray para cocinar

Direcciones:

1. En su procesador de alimentos, mezcle los plátanos con el aceite y los demás ingredientes, excepto el aceite en aerosol, y presione bien.
2. Engrasar una sartén con el aceite en aerosol, verter y esparcir la mezcla de plátano, esparcir, conservar en la nevera 30 minutos, cortar en barras y servir.

Nutrición: calorías 639, grasa 64.6, fibra 4.9, carbohidratos 20.5, proteína 1.7

Barras de té verde y dátiles

Tiempo de preparación: 10 minutos.
Tiempo de cocción: 30 minutos.
Porciones: 8

Ingredientes:

- 2 cucharadas de té verde en polvo
- 2 tazas de leche de coco calentada
- ½ taza de aceite de coco derretido
- 2 tazas de azúcar de coco
- 4 huevos batidos
- 2 cucharaditas de extracto de vainilla
- 3 tazas de harina de almendras
- 1 cucharadita de bicarbonato de sodio
- 2 cucharaditas de polvo de hornear

Direcciones:

1. En un bol, combine la leche de coco con el té verde en polvo y el resto de los ingredientes, revuelva bien, vierta en una sartén cuadrada, extienda, introduzca en el horno, hornee a 350 grados F por 30 minutos, enfríe, corte en barras y servir.

Nutrición: calorías 560, grasa 22.3, fibra 4, carbohidratos 12.8, proteína 22.1

Crema de nueces

Tiempo de preparación: 2 horas.
Tiempo de cocción: 0 minutos.
Porciones: 4

Ingredientes:

- 2 tazas de leche de almendras
- ½ taza de crema de coco
- ½ taza de nueces picadas
- 3 cucharadas de azúcar de coco
- 1 cucharadita de extracto de vainilla

Direcciones:

1. En un bol, combinar la leche de almendras con la nata y el resto de ingredientes, batir bien, dividir en tazas y conservar en el frigorífico 2 horas antes de servir.

Nutrición: calorías 170, grasa 12.4, fibra 3, carbohidratos 12.8, proteína 4

Pastel de limón

Tiempo de preparación: 10 minutos.
Tiempo de cocción: 35 minutos.
Porciones: 6

Ingredientes:

- 2 tazas de harina integral
- 1 cucharadita de levadura en polvo
- 2 cucharadas de aceite de coco derretido
- 1 huevo batido
- 3 cucharadas de azúcar de coco
- 1 taza de leche de almendras
- Ralladura de 1 limón rallado
- Jugo de 1 limón

Direcciones:

1. En un tazón, combine la harina con el aceite y los demás ingredientes, mezcle bien, transfiera esto a un molde para pasteles y hornee a 360 grados F durante 35 minutos.
2. Cortar y servir frío.

Nutrición: calorías 222, grasa 12.5, fibra 6.2, carbohidratos 7, proteína 17.4

Barras de pasas

Tiempo de preparación: 10 minutos.
Tiempo de cocción: 25 minutos.
Porciones: 6

Ingredientes:

- 1 cucharadita de canela en polvo
- 2 tazas de harina de almendras
- 1 cucharadita de levadura en polvo
- ½ cucharadita de nuez moscada molida
- 1 taza de aceite de coco derretido
- 1 taza de azúcar de coco
- 1 huevo batido
- 1 taza de pasas

Direcciones:

1. En un bol, combine la harina con la canela y los demás ingredientes, revuelva bien, extienda en una bandeja para hornear forrada, introduzca en el horno, hornee a 380 grados F por 25 minutos, corte en barras y sirva frío.

Nutrición: calorías 274, grasa 12, fibra 5.2, carbohidratos 14.5, proteína 7

Cuadrados de nectarinas

Tiempo de preparación: 10 minutos.
Tiempo de cocción: 20 minutos.
Porciones: 4

Ingredientes:

- 3 nectarinas, sin hueso y picadas
- 1 cucharada de azúcar de coco
- ½ cucharadita de bicarbonato de sodio
- 1 taza de harina de almendras
- 4 cucharadas de aceite de coco derretido
- 2 cucharadas de cacao en polvo

Direcciones:

1. En una licuadora, combina las nectarinas con el azúcar y el resto de los ingredientes, pulsa bien, vierte en un molde cuadrado forrado, extiende, hornea en el horno a 375 grados F por 20 minutos, deja la mezcla a un lado para que se enfríe un poco. , Cortar en cuadrados y servir.

Nutrición: calorías 342, grasa 14.4, fibra 7.6, carbohidratos 12, proteína 7.7

Guiso de uvas

Tiempo de preparación: 10 minutos.
Tiempo de cocción: 20 minutos.
Porciones: 4

Ingredientes:

- 1 taza de uvas verdes
- Jugo de ½ lima
- 2 cucharadas de azúcar de coco
- 1 taza y media de agua
- 2 cucharaditas de cardamomo en polvo

Direcciones:

1. Calentar una cacerola con el agua a fuego medio, agregar las uvas y el resto de ingredientes, llevar a fuego lento, cocinar por 20 minutos, dividir en tazones y servir.

Nutrición: calorías 384, grasa 12.5, fibra 6.3, carbohidratos 13.8, proteína 5.6

Crema de Mandarina y Ciruelas

Tiempo de preparación: 10 minutos.
Tiempo de cocción: 20 minutos.
Porciones: 4

Ingredientes:

- 1 mandarina, pelada y picada
- ½ libra de ciruelas, sin hueso y picadas
- 1 taza de crema de coco
- Jugo de 2 mandarinas
- 2 cucharadas de azúcar de coco

Direcciones:

1. En una licuadora, combine la mandarina con las ciruelas y los demás ingredientes, pulse bien, divida en moldes pequeños, introduzca en el horno, hornee a 350 grados F por 20 minutos y sirva frío.

Nutrición: calorías 402, grasa 18.2, fibra 2, carbohidratos 22.2, proteína 4.5

Crema de Cerezas y Fresas

Tiempo de preparación: 10 minutos.
Tiempo de cocción: 0 minutos.
Porciones: 6

Ingredientes:

- 1 libra de cerezas, sin hueso
- 1 taza de fresas picadas
- ¼ taza de azúcar de coco
- 2 tazas de crema de coco

Direcciones:

1. En una licuadora, combine las cerezas con los demás ingredientes, pulse bien, divida en tazones y sirva frío.

Nutrición: calorías 342, grasa 22.1, fibra 5.6, carbohidratos 8.4, proteína 6.5

Nueces de cardamomo y arroz con leche

Tiempo de preparación: 5 minutos.
Tiempo de cocción: 40 minutos.
Porciones: 4

Ingredientes:

- 1 taza de arroz basmati
- 3 tazas de leche de almendras
- 3 cucharadas de azúcar de coco
- ½ cucharadita de cardamomo en polvo
- ¼ de taza de nueces picadas

Direcciones:

1. En una sartén, combine el arroz con la leche y los demás ingredientes, revuelva, cocine por 40 minutos a fuego medio, divida en tazones y sirva frío.

Nutrición: calorías 703, grasa 47.9, fibra 5.2, carbohidratos 62.1, proteína 10.1

Pan de peras

Tiempo de preparación: 10 minutos.
Tiempo de cocción: 30 minutos.
Porciones: 4

Ingredientes:

- 2 tazas de peras, sin corazón y en cubos
- 1 taza de azúcar de coco
- 2 huevos batidos
- 2 tazas de harina de almendras
- 1 cucharada de levadura en polvo
- 1 cucharada de aceite de coco derretido

Direcciones:

1. En un bol mezclar las peras con el azúcar y los demás ingredientes, batir, verter en un molde para pan, introducir en el horno y hornear a 350 grados F durante 30 minutos.
2. Cortar y servir frío.

Nutrición: calorías 380, grasa 16.7, fibra 5, carbohidratos 17.5, proteína 5.6

Budín de Arroz y Cerezas

Tiempo de preparación: 10 minutos.
Tiempo de cocción: 25 minutos.
Porciones: 4

Ingredientes:

- 1 cucharada de aceite de coco derretido
- 1 taza de arroz blanco
- 3 tazas de leche de almendras
- ½ taza de cerezas, sin hueso y cortadas por la mitad
- 3 cucharadas de azúcar de coco
- 1 cucharadita de canela en polvo
- 1 cucharadita de extracto de vainilla

Direcciones:

1. En una sartén, combine el aceite con el arroz y los demás ingredientes, revuelva, lleve a fuego lento, cocine por 25 minutos a fuego medio, divida en tazones y sirva frío.

Nutrición: calorías 292, grasa 12.4, fibra 5.6, carbohidratos 8, proteína 7

Guiso de sandía

Tiempo de preparación: 5 minutos.
Tiempo de cocción: 8 minutos.
Porciones: 4

Ingredientes:

- Zumo de 1 lima
- 1 cucharadita de ralladura de lima rallada
- 1 y ½ taza de azúcar de coco
- 4 tazas de sandía, pelada y cortada en trozos grandes
- 1 taza y media de agua

Direcciones:

1. En una sartén, combine la sandía con la ralladura de lima, y los demás ingredientes, mezcle, lleve a fuego lento a fuego medio, cocine por 8 minutos, divida en tazones y sirva frío.

Nutrición:: calorías 233, grasa 0.2, fibra 0.7, carbohidratos 61.5, proteína 0.9

Pudin de jengibre

Tiempo de preparación: 1 hora.
Tiempo de cocción: 0 minutos.
Porciones: 4

Ingredientes:

- 2 tazas de leche de almendras
- ½ taza de crema de coco
- 2 cucharadas de azúcar de coco
- 1 cucharada de jengibre rallado
- ¼ taza de semillas de chía

Direcciones:

1. En un bol, combina la leche con la nata y el resto de ingredientes, bate bien, divide en tazas pequeñas y guárdalas en el frigorífico durante 1 hora antes de servir.

Nutrición: calorías 345, grasa 17, fibra 4.7, carbohidratos 11.5, proteína 6.9

Crema de anacardo

Tiempo de preparación: 2 horas.
Tiempo de cocción: 0 minutos.
Porciones: 4

Ingredientes:

- 1 taza de anacardos picados
- 2 cucharadas de aceite de coco derretido
- 2 cucharadas de aceite de coco derretido
- 1 taza de crema de coco
- cucharadas de jugo de limón
- 1 cucharada de azúcar de coco

Direcciones:

1. En una licuadora, combine los anacardos con el aceite de coco y los demás ingredientes, presione bien, divida en tazas pequeñas y guarde en el refrigerador por 2 horas antes de servir.

Nutrición: calorías 480, grasa 43,9, fibra 2,4, carbohidratos 19,7, proteína 7

Galletas de cáñamo

Tiempo de preparación: 30 minutos.
Tiempo de cocción: 0 minutos.
Porciones: 6

Ingredientes:

- 1 taza de almendras, remojadas durante la noche y escurridas
- 2 cucharadas de cacao en polvo
- 1 cucharada de azúcar de coco
- ½ taza de semillas de cáñamo
- ¼ de taza de coco rallado
- ½ taza de agua

Direcciones:

1. En tu robot de cocina, combina las almendras con el cacao en polvo y los demás ingredientes, pulsa bien, presiona esto sobre una bandeja de horno forrada, guarda en el frigorífico durante 30 minutos, rebana y sirve.

Nutrición: calorías 270, grasa 12.6, fibra 3, carbohidratos 7.7, proteína 7

Tazones de almendras y granada

Tiempo de preparación: 2 horas.
Tiempo de cocción: 0 minutos.
Porciones: 4

Ingredientes:

- ½ taza de crema de coco
- 1 cucharadita de extracto de vainilla
- 1 taza de almendras picadas
- 1 taza de semillas de granada
- 1 cucharada de azúcar de coco

Direcciones:

1. En un bol, combine las almendras con la nata y los demás ingredientes, mezcle, divida en tazones pequeños y sirva.

Nutrición: calorías 258, grasa 19, fibra 3.9, carbohidratos 17.6, proteína 6.2

Salteado De Mostaza

Tiempo de preparación: 10 minutos.
Tiempo de cocción: 12 minutos.
Porciones: 4

Ingredientes:

- 6 tazas de hojas de mostaza
- 2 cucharadas de aceite de oliva
- 2 cebolletas picadas
- ½ taza de crema de coco
- 2 cucharadas de pimentón dulce
- Pimienta negra al gusto

Direcciones:

1. Calentar una sartén con el aceite a fuego medio-alto, agregar la cebolla, el pimentón y la pimienta negra, remover y sofreír por 3 minutos.
2. Agregue las hojas de mostaza y los demás ingredientes, mezcle, cocine por 9 minutos más, divida entre platos y sirva como guarnición.

Nutrición: calorías 163, grasa 14.8, fibra 4.9, carbohidratos 8.3, proteína 3.6

Mezcla de Bok Choy

Tiempo de preparación: 10 minutos.
Tiempo de cocción: 12 minutos.
Porciones: 4

Ingredientes:

- 1 cucharada de aceite de aguacate
- 1 cucharada de vinagre balsámico
- 1 cebolla amarilla picada
- 1 libra de bok choy, desgarrado
- 1 cucharadita de comino, molido
- 1 cucharada de aminoácidos de coco
- ¼ de taza de caldo de verduras bajo en sodio
- Pimienta negra al gusto

Direcciones:

1. Calienta una sartén con el aceite a fuego medio-alto, agrega la cebolla, el comino y la pimienta negra, revuelve y cocina por 3 minutos.
2. Agregue el bok choy y los demás ingredientes, mezcle, cocine por 8-9 minutos más, divida entre platos y sirva como guarnición.

Nutrición: calorías 38, grasa 0.8, fibra 2, carbohidratos 6.5, proteína 2.2

Mezcla de judías verdes y berenjenas

Tiempo de preparación: 4 minutos.
Tiempo de cocción: 40 minutos.
Porciones: 4

Ingredientes:

- 1 libra de judías verdes, cortadas y cortadas por la mitad
- 1 berenjena pequeña, cortada en trozos grandes
- 1 cebolla amarilla picada
- 2 cucharadas de aceite de oliva
- 2 cucharadas de jugo de lima
- 1 cucharadita de pimentón ahumado
- ¼ de taza de caldo de verduras bajo en sodio
- Pimienta negra al gusto
- ½ cucharadita de orégano seco

Direcciones:

1. En una fuente para asar, combine las judías verdes con la berenjena y los demás ingredientes, mezcle, introduzca en el horno, hornee a 390 grados F durante 40 minutos, divida entre platos y sirva como guarnición.

Nutrición: calorías 141, grasa 7.5, fibra 8.9, carbohidratos 19, proteína 3.7

Mix de Aceitunas y Alcachofas

Tiempo de preparación: 5 minutos.
Tiempo de enfriamiento: 0 minutos
Porciones: 4

Ingredientes:

- 10 onzas de corazones de alcachofa enlatados, sin sal agregada, escurridos y cortados por la mitad
- 1 taza de aceitunas negras, sin hueso y en rodajas
- 1 cucharada de alcaparras, escurridas
- 1 taza de aceitunas verdes, sin hueso y en rodajas
- 1 cucharada de perejil picado
- Pimienta negra al gusto
- 2 cucharadas de aceite de oliva
- 2 cucharadas de vinagre de vino tinto
- 1 cucharada de cebollino picado

Direcciones:

1. En una ensaladera, combine las alcachofas con las aceitunas y los demás ingredientes, mezcle y sirva como guarnición.

Nutrición: calorías 138, grasa 11, fibra 5.1, carbohidratos 10, proteína 2.7

Dip de pimientos con cúrcuma

Tiempo de preparación: 4 minutos.
Tiempo de cocción: 0 minutos.
Porciones: 4

Ingredientes:

- 1 cucharadita de cúrcuma en polvo
- 1 taza de crema de coco
- 14 onzas de pimientos rojos, sin sal agregada, picados
- Jugo de ½ limón
- 1 cucharada de cebollino picado

Direcciones:

1. En su licuadora, combine los pimientos con la cúrcuma y los demás ingredientes excepto el cebollino, pulse bien, divida en tazones y sirva como bocadillo con el cebollino espolvoreado por encima.

Nutrición: calorías 183, grasa 14,9, fibra 3. carbohidratos 12,7, proteína 3,4

Crema de lentejas

Tiempo de preparación: 5 minutos.
Tiempo de cocción: 0 minutos.
Porciones: 4

Ingredientes:

- 14 onzas de lentejas enlatadas, escurridas, sin sal agregada, enjuagadas
- Jugo de 1 limón
- 2 dientes de ajo picados
- 2 cucharadas de aceite de oliva
- ½ taza de cilantro picado

Direcciones:

1. En una licuadora, combine las lentejas con el aceite y los demás ingredientes, licúe bien, divida en tazones y sirva como untable de fiesta.

Nutrición: calorías 416, grasa 8.2, fibra 30.4, carbohidratos 60.4, proteína 25.8

Nueces tostadas

Tiempo de preparación: 5 minutos.
Tiempo de cocción: 15 minutos.
Porciones: 8

Ingredientes:

- ½ cucharadita de pimentón ahumado
- ½ cucharadita de chile en polvo
- ½ cucharadita de ajo en polvo
- 1 cucharada de aceite de aguacate
- Una pizca de pimienta de cayena
- 14 onzas de nueces

Direcciones:

1. Extienda las nueces en una bandeja para hornear forrada, agregue el pimentón y los otros ingredientes, mezcle y hornee a 410 grados F durante 15 minutos.
2. Dividir en tazones y servir como refrigerio.

Nutrición: calorías 311, grasa 29.6, fibra 3.6, carbohidratos 5.3, proteína 12

Cuadrados de arándano

Tiempo de preparación: 3 horas y 5 minutos

Tiempo de cocción: 0 minutos.
Porciones: 4

Ingredientes:

- 2 onzas de crema de coco
- 2 cucharadas de copos de avena
- 2 cucharadas de coco rallado
- 1 taza de arándanos

Direcciones:

1. En una licuadora, combine la avena con los arándanos y los demás ingredientes, presione bien y extienda en un molde cuadrado.

Córtalos en cuadritos y guárdalos en el frigorífico durante 3 horas antes de servir.

Nutrición: calorías 66, grasa 4.4, fibra 1.8, carbohidratos 5.4, proteína 0.8

Barritas de coliflor

Tiempo de preparación: 10 minutos.
Tiempo de cocción: 30 minutos.
Porciones: 8

Ingredientes:

- 2 tazas de harina integral
- 2 cucharaditas de polvo de hornear
- Una pizca de pimienta negra
- 2 huevos batidos
- 1 taza de leche de almendras
- 1 taza de floretes de coliflor, picados
- ½ taza de queso cheddar bajo en grasa, rallado

Direcciones:

1. En un bol, combine la harina con la coliflor y los demás ingredientes y revuelva bien.
2. Extienda en una bandeja para hornear, introduzca en el horno, hornee a 400 grados F durante 30 minutos, corte en barras y sirva como bocadillo.

Nutrición: calorías 430, grasa 18.1, fibra 3.7, carbohidratos 54, proteína 14.5

Tazones de Semillas y Almendras

Tiempo de preparación: 5 minutos.
Tiempo de cocción: 10 minutos.
Porciones: 4

Ingredientes:

- 2 tazas de almendras
- ¼ de taza de coco rallado
- 1 mango, pelado y cortado en cubos
- 1 taza de pipas de girasol
- Spray para cocinar

Direcciones:

1. Extienda las almendras, coco, mango y semillas de girasol en una bandeja para hornear, engrase con aceite en aerosol, mezcle y hornee a 400 grados F durante 10 minutos.
2. Dividir en tazones y servir como refrigerio.

Nutrición: calorías 411, grasa 31,8, fibra 8,7, carbohidratos 25,8, proteína 13,3

Patatas fritas

Tiempo de preparación: 10 minutos.
Tiempo de cocción: 20 minutos.
Porciones: 4

Ingredientes:

- 4 papas doradas, peladas y en rodajas finas
- 2 cucharadas de aceite de oliva
- 1 cucharada de chile en polvo
- 1 cucharadita de pimentón dulce
- 1 cucharada de cebollino picado

Direcciones:

1. Extienda las papas fritas en una bandeja para hornear forrada, agregue el aceite y los demás ingredientes, mezcle, introduzca en el horno y hornee a 390 grados F durante 20 minutos.
2. Dividir en tazones y servir.

Nutrición: calorías 118, grasa 7.4, fibra 2.9, carbohidratos 13.4, proteína 1.3

Dip de col rizada

Tiempo de preparación: 10 minutos.
Tiempo de cocción: 20 minutos.
Porciones: 4

Ingredientes:

- 1 manojo de hojas de col rizada
- 1 taza de crema de coco
- 1 chalota picada
- 1 cucharada de aceite de oliva
- 1 cucharadita de chile en polvo
- Una pizca de pimienta negra

Direcciones:

1. Calienta una sartén con el aceite a fuego medio, agrega las chalotas, revuelve y sofríe por 4 minutos.
2. Agrega la col rizada y los demás ingredientes, lleva a fuego lento y cocina a fuego medio durante 16 minutos.
3. Licue con una licuadora de inmersión, divida en tazones y sirva como bocadillo.

Nutrición: calorías 188, grasa 17,9, fibra 2,1, carbohidratos 7,6, proteína 2,5

Chips de remolacha

Tiempo de preparación: 10 minutos.
Tiempo de cocción: 35 minutos.
Porciones: 4

Ingredientes:

- 2 remolachas, peladas y en rodajas finas
- 1 cucharada de aceite de aguacate
- 1 cucharadita de comino, molido
- 1 cucharadita de semillas de hinojo, trituradas
- 2 cucharaditas de ajo picado

Direcciones:

1. Extienda los chips de remolacha en una bandeja para hornear forrada, agregue el aceite y los demás ingredientes, mezcle, introduzca en el horno y hornee a 400 grados F durante 35 minutos.
2. Dividir en tazones y servir como refrigerio.

Nutrición: calorías 32, grasa 0.7, fibra 1.4, carbohidratos 6.1, proteína 1.1

Dip de calabacín

Tiempo de preparación: 5 minutos.
Tiempo de cocción: 10 minutos.
Porciones: 4

Ingredientes:

- ½ taza de yogur descremado
- 2 calabacines picados
- 1 cucharada de aceite de oliva
- 2 cebolletas picadas
- ¼ de taza de caldo de verduras bajo en sodio
- 2 dientes de ajo picados
- 1 cucharada de eneldo picado
- Una pizca de nuez moscada molida

Direcciones:

1. Calentar una sartén con el aceite a fuego medio, agregar la cebolla y el ajo, remover y sofreír por 3 minutos.
2. Agrega los calabacines y el resto de ingredientes excepto el yogur, revuelve, cocina por 7 minutos más y retira del fuego.
3. Agrega el yogur, licúa con una licuadora de inmersión, divide en tazones y sirve.

Nutrición: calorías 76, grasa 4.1, fibra 1.5, carbohidratos 7.2, proteína 3.4

Semillas y mezcla de manzana

Tiempo de preparación: 10 minutos.
Tiempo de cocción: 20 minutos.
Porciones: 4

Ingredientes:

- 2 cucharadas de aceite de oliva
- 1 cucharadita de pimentón ahumado
- 1 taza de pipas de girasol
- 1 taza de semillas de chía
- 2 manzanas, sin corazón y cortadas en gajos
- ½ cucharadita de comino, molido
- Una pizca de pimienta de cayena

Direcciones:

1. En un tazón, combine las semillas con las manzanas y los demás ingredientes, mezcle, extienda en una bandeja para hornear forrada, introduzca en el horno y hornee a 350 grados F durante 20 minutos.
2. Dividir en tazones y servir como refrigerio.

Nutrición: calorías 222, grasa 15.4, fibra 6.4, carbohidratos 21.1, proteína 4

Crema de calabaza

Tiempo de preparación: 5 minutos.
Tiempo de cocción: 0 minutos.
Porciones: 4

Ingredientes:

- 2 tazas de pulpa de calabaza
- ½ taza de semillas de calabaza
- 1 cucharada de jugo de limón
- 1 cucharada de pasta de ajonjolí
- 1 cucharada de aceite de oliva

Direcciones:

1. En una licuadora, combine la calabaza con las semillas y los demás ingredientes, presione bien, divida en tazones y sirva una fiesta para untar.

Nutrición: calorías 162, grasa 12,7, fibra 2,3, carbohidratos 9,7, proteína 5,5

Crema de espinacas

Tiempo de preparación: 10 minutos.
Tiempo de cocción: 20 minutos.
Porciones: 4

Ingredientes:

- 1 libra de espinaca picada
- 1 taza de crema de coco
- 1 taza de mozzarella descremada, rallada
- Una pizca de pimienta negra
- 1 cucharada de eneldo picado

Direcciones:

1. En un molde para hornear, combine las espinacas con la crema y los demás ingredientes, revuelva bien, introduzca en el horno y hornee a 400 grados F por 20 minutos.
2. Dividir en tazones y servir.

Nutrición: calorías 186, grasa 14.8, fibra 4.4, carbohidratos 8.4, proteína 8.8

Salsa de Aceitunas y Cilantro

Tiempo de preparación: 5 minutos.
Tiempo de cocción: 0 minutos.
Porciones: 4

Ingredientes:

- 1 cebolla morada picada
- 1 taza de aceitunas negras, sin hueso y cortadas por la mitad
- 1 pepino en cubos
- ¼ de taza de cilantro picado
- Una pizca de pimienta negra
- 2 cucharadas de jugo de lima

Direcciones:

1. En un bol, combine las aceitunas con el pepino y el resto de ingredientes, mezcle y sirva frío como botana.

Nutrición: calorías 64, grasa 3.7, fibra 2.1, carbohidratos 8.4, proteína 1.1

Dip de cebollino y remolacha

Tiempo de preparación: 5 minutos.
Tiempo de cocción: 25 minutos.
Porciones: 4

Ingredientes:

- 2 cucharadas de aceite de oliva
- 1 cebolla morada picada
- 2 cucharadas de cebolletas picadas
- Una pizca de pimienta negra
- 1 remolacha, pelada y picada
- 8 onzas de queso crema bajo en grasa
- 1 taza de crema de coco

Direcciones:

1. Calienta una sartén con el aceite a fuego medio, agrega la cebolla y sofríe por 5 minutos.
2. Agregue el resto de los ingredientes y cocine todo durante 20 minutos más revolviendo con frecuencia.
3. Transfiera la mezcla a una licuadora, presione bien, divida en tazones y sirva.

Nutrición: calorías 418, grasa 41.2, fibra 2.5, carbohidratos 10, proteína 6.4

Salsa de pepino

Tiempo de preparación: 5 minutos.
Tiempo de cocción: 0 minutos.
Porciones: 4

Ingredientes:

- 1 libra de pepinos en cubos
- 1 aguacate, pelado, sin hueso y en cubos
- 1 cucharada de alcaparras, escurridas
- 1 cucharada de cebollino picado
- 1 cebolla morada pequeña, cortada en cubos
- 1 cucharada de aceite de oliva
- 1 cucharada de vinagre balsámico

Direcciones:

1. En un bol, combine los pepinos con el aguacate y los demás ingredientes, mezcle, divida en tazas pequeñas y sirva.

Nutrición: calorías 132, grasa 4.4, fibra 4, carbohidratos 11.6, proteína 4.5

Dip de garbanzos

Tiempo de preparación: 5 minutos.
Tiempo de cocción: 0 minutos.
Porciones: 4

Ingredientes:

- 1 cucharada de aceite de oliva
- 1 cucharada de jugo de limón
- 1 cucharada de pasta de semillas de sésamo
- 2 cucharadas de cebolletas picadas
- 2 cebolletas picadas
- 2 tazas de garbanzos enlatados, sin sal agregada, escurridos y enjuagados

Direcciones:

1. En tu licuadora, combina los garbanzos con el aceite y los demás ingredientes excepto el cebollino, pulsa bien, divide en tazones, espolvorea el cebollino por encima y sirve.

Nutrición: calorías 280, grasa 13,3, fibra 5,5, carbohidratos 14,8, proteína 6,2

Dip de aceitunas

Tiempo de preparación: 4 minutos.
Tiempo de cocción: 0 minutos.
Porciones: 4

Ingredientes:

- 2 tazas de aceitunas negras, sin hueso y picadas
- 1 taza de menta picada
- 2 cucharadas de aceite de aguacate
- ½ taza de crema de coco
- ¼ de taza de jugo de lima
- Una pizca de pimienta negra

Direcciones:

1. En tu licuadora, combina las aceitunas con la menta y los demás ingredientes, licúa bien, divide en tazones y sirve.

Nutrición: calorías 287, grasa 13.3, fibra 4.7, carbohidratos 17.4, proteína 2.4

Dip de cebollas de coco

Tiempo de preparación: 5 minutos.
Tiempo de cocción: 0 minutos.
Porciones: 4

Ingredientes:

- 4 cebolletas picadas
- 1 chalota picada
- 1 cucharada de jugo de lima
- Una pizca de pimienta negra
- 2 onzas de queso mozzarella bajo en grasa, rallado
- 1 taza de crema de coco
- 1 cucharada de perejil picado

Direcciones:

1. En una licuadora, combine las cebolletas con la chalota y los demás ingredientes, presione bien, divida en tazones y sirva como salsa para fiestas.

Nutrición: calorías 271, grasa 15.3, fibra 5, carbohidratos 15.9, proteína 6.9

Dip de piñones y coco

Tiempo de preparación: 5 minutos.
Tiempo de cocción: 0 minutos.
Porciones: 4

Ingredientes:

- 8 onzas de crema de coco
- 1 cucharada de piñones picados
- 2 cucharadas de perejil picado
- Una pizca de pimienta negra

Direcciones:

1. En un bol, combinar la nata con los piñones y el resto de ingredientes, batir bien, dividir en tazones y servir.

Nutrición: calorías 281, grasa 13, fibra 4.8, carbohidratos 16, proteína 3.56

Salsa de rúcula y pepinos

Tiempo de preparación: 5 minutos.
Tiempo de cocción: 0 minutos.
Porciones: 4

Ingredientes:

- 4 cebolletas picadas
- 2 tomates, en cubos
- 4 pepinos, en cubos
- 1 cucharada de vinagre balsámico
- 1 taza de hojas de rúcula tiernas
- 2 cucharadas de jugo de limón
- 2 cucharadas de aceite de oliva
- Una pizca de pimienta negra

Direcciones:

1. En un bol, combine las cebolletas con los tomates y los demás ingredientes, mezcle, divida en tazones pequeños y sirva como bocadillo.

Nutrición: calorías 139, grasa 3.8, fibra 4.5, carbohidratos 14, proteína 5.4

Dip de queso

Tiempo de preparación: 5 minutos.
Tiempo de cocción: 0 minutos.
Porciones: 6

Ingredientes:

- 1 cucharada de menta picada
- 1 cucharada de orégano picado
- 10 onzas de queso crema sin grasa
- ½ taza de jengibre, en rodajas
- 2 cucharadas de aminoácidos de coco

Direcciones:

1. En tu licuadora, combina el queso crema con el jengibre y los demás ingredientes, licúa bien, divide en tazas pequeñas y sirve.

Nutrición: calorías 388, grasa 15.4, fibra 6, carbohidratos 14.3, proteína 6

Dip de yogur con pimentón

Tiempo de preparación: 5 minutos.
Tiempo de cocción: 0 minutos.
Porciones: 4

Ingredientes:

- 3 tazas de yogur descremado
- 2 cebolletas picadas
- 1 cucharadita de pimentón dulce
- ¼ de taza de almendras picadas
- ¼ taza de eneldo picado

Direcciones:

1. En un bol, combine el yogur con las cebollas y los demás ingredientes, bata, divida en bol y sirva.

Nutrición: calorías 181, grasa 12.2, fibra 6, carbohidratos 14,1, proteína 7

Salsa de coliflor

Tiempo de preparación: 5 minutos.
Tiempo de cocción: 0 minutos.
Porciones: 4

Ingredientes:

- 1 libra de floretes de coliflor, blanqueados
- 1 taza de aceitunas kalamata, sin hueso y cortadas por la mitad
- 1 taza de tomates cherry, cortados por la mitad
- 1 cucharada de aceite de oliva
- 1 cucharada de jugo de lima
- Una pizca de pimienta negra

Direcciones:

1. En un bol, combine la coliflor con las aceitunas y los demás ingredientes, mezcle y sirva.

Nutrición: calorías 139, grasa 4, fibra 3.6, carbohidratos 5.5, proteína 3.4

Crema de camarones

Tiempo de preparación: 5 minutos.
Tiempo de cocción: 0 minutos.
Porciones: 4

Ingredientes:

- 8 onzas de crema de coco
- 1 libra de camarones, cocidos, pelados, desvenados y picados
- 2 cucharadas de eneldo picado
- 2 cebolletas picadas
- 1 cucharada de cilantro picado
- Una pizca de pimienta negra

Direcciones:

1. En un bol, combine los camarones con la crema y los demás ingredientes, bata y sirva como untable de fiesta.

Nutrición: calorías 362, grasa 14.3, fibra 6, carbohidratos 14.6, proteína 5.9

Salsa de durazno

Tiempo de preparación: 4 minutos.
Tiempo de cocción: 0 minutos.
Porciones: 4

Ingredientes:

- 4 melocotones, sin hueso y en cubos
- 1 taza de aceitunas kalamata, sin hueso y cortadas por la mitad
- 1 aguacate, sin hueso, pelado y cortado en cubos
- 1 taza de tomates cherry, cortados por la mitad
- 1 cucharada de aceite de oliva
- 1 cucharada de jugo de lima
- 1 cucharada de cilantro picado

Direcciones:

1. En un bol, combine los duraznos con las aceitunas y los demás ingredientes, mezcle bien y sirva frío.

Nutrición: calorías 200, grasa 7.5, fibra 5, carbohidratos 13.3, proteína 4.9

Chips de zanahoria

Tiempo de preparación: 10 minutos.
Tiempo de cocción: 20 minutos.
Porciones: 4

Ingredientes:

- 4 zanahorias, en rodajas finas
- 2 cucharadas de aceite de oliva
- Una pizca de pimienta negra
- 1 cucharadita de pimentón dulce
- ½ cucharadita de cúrcuma en polvo
- Una pizca de hojuelas de pimiento rojo

Direcciones:

1. En un bol, combine los chips de zanahoria con el aceite y los demás ingredientes y mezcle.
2. Extienda las papas fritas en una bandeja para hornear forrada, hornee a 400 grados F durante 25 minutos, divida en tazones y sirva como bocadillo.

Nutrición: calorías 180, grasa 3, fibra 3.3, carbohidratos 5.8, proteína 1.3

Bocaditos de espárragos

Tiempo de preparación: 4 minutos.
Tiempo de cocción: 20 minutos.
Porciones: 4

Ingredientes:

- 2 cucharadas de aceite de coco derretido
- 1 libra de espárragos, cortados y cortados por la mitad
- 1 cucharadita de ajo en polvo
- 1 cucharadita de romero seco
- 1 cucharadita de chile en polvo

Direcciones:

1. En un tazón, mezcle los espárragos con el aceite y los otros ingredientes, mezcle, extienda en una bandeja para hornear forrada y hornee a 400 grados F durante 20 minutos.
2. Dividir en tazones y servir frío como refrigerio.

Nutrición: calorías 170, grasa 4.3, fibra 4, carbohidratos 7, proteína 4.5

Cuencos de higos al horno

Tiempo de preparación: 4 minutos.
Tiempo de cocción: 12 minutos.
Porciones: 4

Ingredientes:

- 8 higos, cortados por la mitad
- 1 cucharada de aceite de aguacate
- 1 cucharadita de nuez moscada molida

Direcciones:

1. En una fuente para asar combine los higos con el aceite y la nuez moscada, mezcle y hornee a 400 grados F durante 12 minutos.
2. Divide los higos en tazones pequeños y sírvelos como bocadillo.

Nutrición: calorías 180, grasa 4.3, fibra 2, carbohidratos 2, proteína 3.2

Salsa de Repollo y Camarones

Tiempo de preparación: 5 minutos.
Tiempo de cocción: 6 minutos.
Porciones: 4

Ingredientes:

- 2 tazas de col lombarda, rallada
- 1 libra de camarones, pelados y desvenados
- 1 cucharada de aceite de oliva
- Una pizca de pimienta negra
- 2 cebolletas picadas
- 1 taza de tomates en cubos
- ½ cucharadita de ajo en polvo

Direcciones:

1. Calienta una sartén con el aceite a fuego medio, agrega los camarones, revuelve y cocina por 3 minutos por cada lado.
2. En un bol, combine el repollo con los camarones y los demás ingredientes, mezcle, divida en tazones pequeños y sirva.

Nutrición: calorías 225, grasa 9.7, fibra 5.1, carbohidratos 11.4, proteína 4.5

Cuñas de aguacate

Tiempo de preparación: 5 minutos.
Tiempo de cocción: 10 minutos.
Porciones: 4

Ingredientes:

- 2 aguacates, pelados, sin hueso y cortados en gajos
- 1 cucharada de aceite de aguacate
- 1 cucharada de jugo de lima
- 1 cucharadita de cilantro molido

Direcciones:

1. Extienda las rodajas de aguacate en una bandeja para hornear forrada, agregue el aceite y los otros ingredientes, mezcle y hornee a 300 grados F durante 10 minutos.
2. Dividir en tazas y servir como refrigerio.

Nutrición: calorías 212, grasa 20.1, fibra 6.9, carbohidratos 9.8, proteína 2

Dip de limón

Tiempo de preparación: 4 minutos.
Tiempo de cocción: 0 minutos.
Porciones: 4

Ingredientes:

- 1 taza de queso crema bajo en grasa
- Pimienta negra al gusto
- ½ taza de jugo de limón
- 1 cucharada de cilantro picado
- 3 dientes de ajo picados

Direcciones:

1. En tu robot de cocina, mezcla el queso crema con el jugo de limón y los demás ingredientes, pulsa bien, divide en tazones y sirve.

Nutrición: calorías 213, grasa 20.5, fibra 0.2, carbohidratos 2.8, proteína 4.8

Dip de camote

Tiempo de preparación: 10 minutos.
Tiempo de cocción: 40 minutos.
Porciones: 4

Ingredientes:

- 1 taza de batatas, peladas y cortadas en cubos
- 1 cucharada de caldo de verduras bajo en sodio
- Spray para cocinar
- 2 cucharadas de crema de coco
- 2 cucharaditas de romero seco
- Pimienta negra al gusto

Direcciones:

1. En un molde para hornear, combine las papas con el caldo y los demás ingredientes, revuelva, hornee a 365 grados F por 40 minutos, transfiera a su licuadora, presione bien, divida en tazones pequeños y sirva

Nutrición: calorías 65, grasa 2.1, fibra 2, carbohidratos 11.3, proteína 0.8

Salsa De Frijoles

Tiempo de preparación: 5 minutos.
Tiempo de cocción: 0 minutos.
Porciones: 4

Ingredientes:

- 1 taza de frijoles negros enlatados, sin sal agregada, escurridos
- 1 taza de frijoles rojos enlatados, sin sal agregada, escurridos
- 1 cucharadita de vinagre balsámico
- 1 taza de tomates cherry, en cubos
- 1 cucharada de aceite de oliva
- 2 chalotas picadas

Direcciones:

1. En un bol, combine los frijoles con el vinagre y los demás ingredientes, mezcle y sirva como bocadillo de fiesta.

Nutrición: calorías 362, grasa 4.8, fibra 14.9, carbohidratos 61, proteína 21.4

Salsa De Frijoles Verdes

Tiempo de preparación: 10 minutos.
Tiempo de cocción: 10 minutos.
Porciones: 4

Ingredientes:

- 1 libra de judías verdes, cortadas y cortadas por la mitad
- 1 cucharada de aceite de oliva
- 2 cucharaditas de alcaparras, escurridas
- 6 onzas de aceitunas verdes, sin hueso y en rodajas
- 4 dientes de ajo picados
- 1 cucharada de jugo de lima
- 1 cucharada de orégano picado
- Pimienta negra al gusto

Direcciones:

1. Calienta una sartén con el aceite a fuego medio-alto, agrega el ajo y las judías verdes, revuelve y cocina por 3 minutos.
2. Agregue el resto de los ingredientes, mezcle, cocine por otros 7 minutos, divida en tazas pequeñas y sirva frío.

Nutrición: calorías 111, grasa 6.7, fibra 5.6, carbohidratos 13.2, proteína 2.9

Crema de zanahoria

Tiempo de preparación: 10 minutos.
Tiempo de cocción: 30 minutos.
Porciones: 4

Ingredientes:

- 1 libra de zanahorias, peladas y picadas
- ½ taza de nueces picadas
- 2 tazas de caldo de verduras bajo en sodio
- 1 taza de crema de coco
- 1 cucharada de romero picado
- 1 cucharadita de ajo en polvo
- ¼ de cucharadita de pimentón ahumado

Direcciones:

1. En una olla pequeña, mezcla las zanahorias con el caldo, las nueces y los demás ingredientes excepto la nata y el romero, revuelve, lleva a ebullición a fuego medio, cocina por 30 minutos, escurre y transfiere a una licuadora.
2. Agrega la nata, licúa bien la mezcla, divide en tazones, espolvorea el romero por encima y sirve.

Nutrición: calorías 201, grasa 8.7, fibra 3.4, carbohidratos 7.8, proteína 7.7

Salsa de tomate

Tiempo de preparación: 10 minutos.
Tiempo de cocción: 10 minutos.
Porciones: 4

Ingredientes:

- 1 libra de tomates, pelados y picados
- ½ taza de ajo picado
- 2 cucharadas de aceite de oliva
- Una pizca de pimienta negra
- 2 chalotas picadas
- 1 cucharadita de tomillo seco

Direcciones:

1. Calentar una sartén con el aceite a fuego medio-alto, agregar el ajo y las chalotas, remover y sofreír por 2 minutos.
2. Agrega los tomates y los demás ingredientes, cocina por 8 minutos más y transfiere a una licuadora.
3. Pulsar bien, dividir en tazas pequeñas y servir como refrigerio.

Nutrición: calorías 232, grasa 11.3, fibra 3.9, carbohidratos 7.9, proteína 4.5

Tazones de salmón

Tiempo de preparación: 10 minutos.
Tiempo de cocción: 0 minutos.
Porciones: 6

Ingredientes:

- 1 cucharada de aceite de aguacate
- 1 cucharada de vinagre balsámico
- ½ cucharadita de orégano seco
- 1 taza de salmón ahumado, sin sal agregada, deshuesado, sin piel y en cubos
- 1 taza de salsa
- 4 tazas de espinacas tiernas

Direcciones:

1. En un bol, combine el salmón con la salsa y los demás ingredientes, mezcle, divida en tazas pequeñas y sirva.

Nutrición: calorías 281, grasa 14,4, fibra 7,4, carbohidratos 18,7, proteína 7,4

Salsa de Tomate y Maíz

Tiempo de preparación: 4 minutos.
Tiempo de cocción: 0 minutos.
Porciones: 4

Ingredientes:

- 3 tazas de maíz
- 2 tazas de tomates, en cubos
- 2 cebollas verdes picadas
- 2 cucharadas de aceite de oliva
- 1 ají rojo picado
- ½ cucharada de cebollino picado

Direcciones:

1. En una ensaladera, combine los tomates con el elote y los demás ingredientes, mezcle y sirva frío como bocadillo.

Nutrición: calorías 178, grasa 8.6, fibra 4.5, carbohidratos 25.9, proteína 4.7

Champiñones al horno

Tiempo de preparación: 10 minutos.
Tiempo de cocción: 25 minutos.
Porciones: 4

Ingredientes:

- 1 libra de tapas de hongos pequeños
- 2 cucharadas de aceite de oliva
- 1 cucharada de cebollino picado
- 1 cucharada de romero picado
- Pimienta negra al gusto

Direcciones:

1. Ponga los champiñones en una fuente para asar, agregue el aceite y el resto de los ingredientes, mezcle, hornee a 400 grados F durante 25 minutos, divida en tazones y sirva como bocadillo.

Nutrición: calorías 215, grasa 12,3, fibra 6,7, carbohidratos 15,3, proteína 3,5

Frijoles para untar

Tiempo de preparación: 5 minutos.
Tiempo de cocción: 0 minutos.
Porciones: 4

Ingredientes:

- ½ taza de crema de coco
- 1 cucharada de aceite de oliva
- 2 tazas de frijoles negros enlatados, sin sal agregada, escurridos y enjuagados
- 2 cucharadas de cebollas verdes picadas

Direcciones:

1. En una licuadora, combine los frijoles con la crema y los demás ingredientes, presione bien, divida en tazones y sirva.

Nutrición: calorías 311, grasa 13.5, fibra 6, carbohidratos 18.0, proteína 8

Salsa de cilantro e hinojo

Tiempo de preparación: 5 minutos.
Tiempo de cocción: 0 minutos.
Porciones: 4

Ingredientes:

- 2 cebolletas picadas
- 2 bulbos de hinojo, triturados
- 1 ají verde picado
- 1 tomate picado
- 1 cucharadita de cúrcuma en polvo
- 1 cucharadita de jugo de lima
- 2 cucharadas de cilantro picado
- Pimienta negra al gusto

Direcciones:

1. En una ensaladera, mezcle el hinojo con la cebolla y los demás ingredientes, mezcle, divida en tazas y sirva.

Nutrición: calorías 310, grasa 11.5, fibra 5.1, carbohidratos 22.3, proteína 6.5

Bocaditos de coles de Bruselas

Tiempo de preparación: 10 minutos.
Tiempo de cocción: 25 minutos.
Porciones: 4

Ingredientes:

- 1 libra de coles de Bruselas, cortadas y cortadas por la mitad
- 2 cucharadas de aceite de oliva
- 1 cucharada de comino, molido
- 1 taza de eneldo picado
- 2 dientes de ajo picados

Direcciones:

1. En una fuente para asar, combine las coles de Bruselas con el aceite y los otros ingredientes, mezcle y hornee a 390 grados F durante 25 minutos.
2. Divida los brotes en tazones y sírvalos como bocadillo.

Nutrición: calorías 270, grasa 10,3, fibra 5,2, carbohidratos 11,1, proteína 6

Bocaditos de nueces balsámicas

Tiempo de preparación: 10 minutos.
Tiempo de cocción: 15 minutos.
Porciones: 4

Ingredientes:

- 2 tazas de nueces
- 3 cucharadas de vinagre rojo
- Un chorrito de aceite de oliva
- Una pizca de pimienta de cayena
- Una pizca de hojuelas de pimiento rojo
- Pimienta negra al gusto

Direcciones:

1. Extienda las nueces en una bandeja para hornear forrada, agregue el vinagre y los otros ingredientes, mezcle y ase a 400 grados F durante 15 minutos.
2. Divide las nueces en tazones y sírvelas.

Nutrición: calorías 280, grasa 12.2, fibra 2, carbohidratos 15.8, proteína 6

chips de rábano

Tiempo de preparación: 10 minutos.
Tiempo de cocción: 20 minutos.
Porciones: 4

Ingredientes:

- 1 libra de rábanos, en rodajas finas
- Una pizca de cúrcuma en polvo
- Pimienta negra al gusto
- 2 cucharadas de aceite de oliva

Direcciones:

1. Extienda los chips de rábano en una bandeja para hornear forrada, agregue el aceite y los otros ingredientes, mezcle y hornee a 400 grados F durante 20 minutos.
2. Divide las patatas fritas en tazones y sírvelas.

Nutrición: calorías 120, grasa 8.3, fibra 1, carbohidratos 3.8, proteína 6

Ensalada De Puerros Y Camarones

Tiempo de preparación: 4 minutos.
Tiempo de cocción: 0 minutos.
Porciones: 4

Ingredientes:

- 2 puerros, en rodajas
- 1 taza de cilantro picado
- 1 libra de camarones, pelados, desvenados y cocidos
- Zumo de 1 lima
- 1 cucharada de ralladura de lima rallada
- 1 taza de tomates cherry, cortados por la mitad
- 2 cucharadas de aceite de oliva
- Sal y pimienta negra al gusto

Direcciones:

1. En una ensaladera, mezcle los camarones con los puerros y los demás ingredientes, mezcle, divida en tazas pequeñas y sirva.

Nutrición: calorías 280, grasa 9.1, fibra 5.2, carbohidratos 12.6, proteína 5

Dip de puerros

Tiempo de preparación: 5 minutos.
Tiempo de cocción: 0 minutos.
Porciones: 4

Ingredientes:

- 1 cucharada de jugo de limón
- ½ taza de queso crema bajo en grasa
- 2 cucharadas de aceite de oliva
- Pimienta negra al gusto
- 4 puerros picados
- 1 cucharada de cilantro picado

Direcciones:

1. En una licuadora, combine el queso crema con los puerros y los demás ingredientes, presione bien, divida en tazones y sirva como salsa para fiestas.

Nutrición: calorías 300, grasa 12.2, fibra 7.6, carbohidratos 14.7, proteína 5.6

Ensalada de pimientos morrones

Tiempo de preparación: 5 minutos.
Tiempo de cocción: 0 minutos.
Porciones: 4

Ingredientes:

- ½ libra de pimiento rojo, cortado en tiras finas
- 3 cebollas verdes picadas
- 1 cucharada de aceite de oliva
- 2 cucharaditas de jengibre rallado
- ½ cucharadita de romero seco
- 3 cucharadas de vinagre balsámico

Direcciones:

1. En una ensaladera, mezcle los pimientos morrones con las cebollas y los demás ingredientes, mezcle, divida en tazas pequeñas y sirva.

Nutrición: calorías 160, grasa 6, fibra 3, carbohidratos 10,9, proteína 5,2

Crema de aguacate

Tiempo de preparación: 4 minutos.
Tiempo de cocción: 0 minutos.
Porciones: 4

Ingredientes:

- 2 cucharadas de eneldo picado
- 1 chalota picada
- 2 dientes de ajo picados
- 2 aguacates, pelados, sin hueso y picados
- 1 taza de crema de coco
- 2 cucharadas de aceite de oliva
- 2 cucharadas de jugo de lima
- Pimienta negra al gusto

Direcciones:

1. En una licuadora, combine los aguacates con las chalotas, el ajo y los demás ingredientes, presione bien, divida en tazones pequeños y sirva como botana.

Nutrición: calorías 300, grasa 22,3, fibra 6,4, carbohidratos 42, proteína 8,9

Salsa de maiz

Tiempo de preparación: 30 minutos.
Tiempo de cocción: 0 minutos.
Porciones: 4

Ingredientes:

- Una pizca de pimienta de cayena
- Una pizca de pimienta negra
- 2 tazas de maíz
- 1 taza de crema de coco
- 2 cucharadas de jugo de limón
- 2 cucharadas de aceite de aguacate

Direcciones:

1. En una licuadora, combine el maíz con la crema y los demás ingredientes, presione bien, divida en tazones y sirva como salsa para fiestas.

Nutrición: calorías 215, grasa 16.2, fibra 3.8, carbohidratos 18.4, proteína 4

Barras de frijoles

Tiempo de preparación: 2 horas.
Tiempo de cocción: 0 minutos.
Porciones: 12

Ingredientes:

- 1 taza de frijoles negros enlatados, sin sal agregada, escurridos
- 1 taza de hojuelas de coco, sin azúcar
- 1 taza de mantequilla descremada
- ½ taza de semillas de chía
- ½ taza de crema de coco

Direcciones:

1. En una licuadora, combine los frijoles con las hojuelas de coco y los demás ingredientes, pulse bien, extienda esto en un molde cuadrado, presione, guarde en el refrigerador por 2 horas, corte en barras medianas y sirva.

Nutrición: calorías 141, grasa 7, fibra 5, carbohidratos 16.2, proteína 5

Mezcla de semillas de calabaza y chips de manzana

Tiempo de preparación: 10 minutos.
Tiempo de cocción: 2 horas.
Porciones: 4

Ingredientes:

- Spray para cocinar
- 2 cucharaditas de nuez moscada molida
- 1 taza de semillas de calabaza
- 2 manzanas, sin corazón y en rodajas finas

Direcciones:

1. Colocar las semillas de calabaza y los chips de manzana en una bandeja para hornear forrada, espolvorear la nuez moscada por todas partes, engrasarlas con el spray, introducir en el horno y hornear a 300 grados F durante 2 horas.
2. Dividir en tazones y servir como refrigerio.

Nutrición: calorías 80, grasa 0, fibra 3, carbohidratos 7, proteína 4

Dip de Tomates y Yogur

Tiempo de preparación: 5 minutos.
Tiempo de cocción: 0 minutos.
Porciones: 4

Ingredientes:

- 2 tazas de yogur griego sin grasa
- 1 cucharada de perejil picado
- ¼ de taza de tomates enlatados, sin sal agregada, picados
- 2 cucharadas de cebolletas picadas
- Pimienta negra al gusto

Direcciones:

1. En un bol mezclar el yogur con el perejil y los demás ingredientes, batir bien, dividir en tazones pequeños y servir como salsa de fiesta.

Nutrición: calorías 78, grasa 0, fibra 0.2, carbohidratos 10.6, proteína 8.2

Cuencos de remolacha de cayena

Tiempo de preparación: 10 minutos.
Tiempo de cocción: 35 minutos.
Porciones: 2

Ingredientes:

- 1 cucharadita de pimienta de cayena
- 2 remolachas, peladas y en cubos
- 1 cucharadita de romero seco
- 1 cucharada de aceite de oliva
- 2 cucharaditas de jugo de lima

Direcciones:

1. En una fuente para asar, combine las picaduras de remolacha con la cayena y los demás ingredientes, mezcle, introduzca en el horno, ase a 355 grados F durante 35 minutos, divida en tazones pequeños y sirva como refrigerio.

Nutrición: calorías 170, grasa 12.2, fibra 7, carbohidratos 15.1, proteína 6

Tazones de nueces y pacanas

Tiempo de preparación: 10 minutos.
Tiempo de cocción: 10 minutos.
Porciones: 4

Ingredientes:

- 2 tazas de nueces
- 1 taza de nueces picadas
- 1 cucharadita de aceite de aguacate
- ½ cucharadita de pimentón dulce

Direcciones:

1. Extienda las uvas y las nueces en una bandeja para hornear forrada, agregue el aceite y el pimentón, mezcle y hornee a 400 grados F durante 10 minutos.
2. Dividir en tazones y servir como refrigerio.

Nutrición: calorías 220, grasa 12.4, fibra 3, carbohidratos 12.9, proteína 5.6

Muffins de salmón y perejil

Tiempo de preparación: 10 minutos.
Tiempo de cocción: 25 minutos.
Porciones: 4

Ingredientes:

- 1 taza de queso mozzarella bajo en grasa, rallado
- 8 onzas de salmón ahumado, sin piel, deshuesado y picado
- 1 taza de harina de almendras
- 1 huevo batido
- 1 cucharadita de perejil seco
- 1 diente de ajo picado
- Pimienta negra al gusto
- Spray para cocinar

Direcciones:

1. En un bol, combine el salmón con la mozzarella y los demás ingredientes excepto el aceite en aerosol y revuelva bien.
2. Divida esta mezcla en una bandeja para muffins engrasada con aceite en aerosol, hornee en el horno a 375 grados F durante 25 minutos y sirva como refrigerio.

Nutrición: calorías 273, grasa 17, fibra 3.5, carbohidratos 6.9, proteína 21.8

Pelotas de Squash

Tiempo de preparación: 10 minutos.
Tiempo de cocción: 20 minutos.
Porciones: 8

Ingredientes:

- Un chorrito de aceite de oliva
- 1 calabaza grande, pelada y picada
- 2 cucharadas de cilantro picado
- 2 huevos batidos
- ½ taza de harina integral
- Pimienta negra al gusto
- 2 chalotas picadas
- 2 dientes de ajo picados

Direcciones:

1. En un bol, mezcle la calabaza con el cilantro y los demás ingredientes excepto el aceite, revuelva bien y forme bolitas medianas con esta mezcla.
2. Colóquelos en una bandeja para hornear forrada, engrase con el aceite, hornee a 400 grados F durante 10 minutos por cada lado, divídalos en tazones y sirva.

Nutrición: calorías 78, grasa 3, fibra 0.9, carbohidratos 10.8, proteína 2.7

Tazones de cebolla con queso y perla

Tiempo de preparación: 10 minutos.
Tiempo de cocción: 30 minutos.
Porciones: 8

Ingredientes:

- 20 cebollas blancas peladas
- 3 cucharadas de perejil picado
- 1 cucharada de cebollino picado
- Pimienta negra al gusto
- 1 taza de mozzarella descremada, rallada
- 1 cucharada de aceite de oliva

Direcciones:

1. Extienda las cebollas perla en una bandeja para hornear forrada, agregue el aceite, el perejil, el cebollino y la pimienta negra y mezcle.
2. Espolvoree la mozzarella encima, hornee a 390 grados F durante 30 minutos, divida en tazones y sirva fría como refrigerio.

Nutrición: calorías 136, grasa 2.7, fibra 6, carbohidratos 25.9, proteína 4.1

Barras de brócoli

Tiempo de preparación: 10 minutos.
Tiempo de cocción: 25 minutos.
Porciones: 8

Ingredientes:

- 1 libra de floretes de brócoli, picados
- ½ taza de queso mozzarella bajo en grasa, rallado
- 2 huevos batidos
- 1 cucharadita de orégano seco
- 1 cucharadita de albahaca seca
- Pimienta negra al gusto

Direcciones:

1. En un bol mezclar el brócoli con el queso y los demás ingredientes, remover bien, extender en un molde rectangular y presionar bien en el fondo.
2. Introducir en el horno a 380 grados F, hornear por 25 minutos, cortar en barras y servir frío.

Nutrición: calorías 46, grasa 1.3, fibra 1.8, carbohidratos 4.2, proteína 5

Salsa de Piña y Tomate

Tiempo de preparación: 10 minutos.
Tiempo de cocción: 40 minutos.
Porciones: 4

Ingredientes:

- 20 onzas de piña enlatada, escurrida y en cubos
- 1 taza de tomates secados al sol, cortados en cubos
- 1 cucharada de albahaca picada
- 1 cucharada de aceite de aguacate
- 1 cucharadita de jugo de lima
- 1 taza de aceitunas negras, sin hueso y en rodajas
- Pimienta negra al gusto

Direcciones:

1. En un bol, combine los cubos de piña con los tomates y los demás ingredientes, mezcle, divida en tazas más pequeñas y sirva como bocadillo.

Nutrición: calorías 125, grasa 4.3, fibra 3.8, carbohidratos 23.6, proteína 1.5

Mezcla de pavo y alcachofas

Tiempo de preparación: 5 minutos.
Tiempo de cocción: 25 minutos.
Porciones: 4

Ingredientes:

- 2 cucharadas de aceite de oliva
- 1 pechuga de pavo, sin piel, deshuesada y en rodajas
- Una pizca de pimienta negra
- 1 cucharada de albahaca picada
- 3 dientes de ajo picados
- 14 onzas de alcachofas enlatadas, sin sal agregada, picadas
- 1 taza de crema de coco
- ¾ taza de mozzarella descremada, rallada

Direcciones:

1. Calienta una sartén con el aceite a fuego medio-alto, agrega la carne, el ajo y la pimienta negra, revuelve y cocina por 5 minutos.
2. Agrega el resto de los ingredientes excepto el queso, revuelve y cocina a fuego medio por 15 minutos.
3. Espolvorear el queso, cocinar todo por 5 minutos más, repartir en platos y servir.

Nutrición: calorías 300, grasa 22.2, fibra 7.2, carbohidratos 16.5, proteína 13.6

Mezcla de pavo con orégano

Tiempo de preparación: 10 minutos.
Tiempo de cocción: 30 minutos.
Porciones: 4

Ingredientes:

- 2 cucharadas de aceite de aguacate
- 1 cebolla morada picada
- 2 dientes de ajo picados
- Una pizca de pimienta negra
- 1 cucharada de orégano picado
- 1 pechuga de pavo grande, sin piel, deshuesada y en cubos
- 1 y ½ tazas de caldo de res bajo en sodio
- 1 cucharada de cebollino picado

Direcciones:

1. Calienta una sartén con el aceite a fuego medio, agrega la cebolla, revuelve y sofríe por 3 minutos.
2. Agrega el ajo y la carne, revuelve y cocina por 3 minutos más.
3. Agregue el resto de los ingredientes, mezcle, cocine todo a fuego medio durante 25 minutos, divida en platos y sirva.

Nutrición: calorías 76, grasa 2.1, fibra 1.7, carbohidratos 6.4, proteína 8.3

Pollo naranja

Tiempo de preparación: 10 minutos.
Tiempo de cocción: 35 minutos.
Porciones: 4

Ingredientes:

- 1 cucharada de aceite de aguacate
- 1 libra de pechuga de pollo, sin piel, deshuesada y cortada por la mitad
- 2 dientes de ajo picados
- 2 chalotas picadas
- ½ taza de jugo de naranja
- 1 cucharada de ralladura de naranja
- 3 cucharadas de vinagre balsámico
- 1 cucharadita de romero picado

Direcciones:

1. Calienta una sartén con el aceite a fuego medio-alto, agrega las chalotas y el ajo, revuelve y sofríe por 2 minutos.
2. Agregue la carne, mezcle suavemente y cocine por 3 minutos más.
3. Agregue el resto de los ingredientes, mezcle, introduzca la sartén en el horno y hornee a 340 grados F durante 30 minutos.
4. Dividir en platos y servir.

Nutrición: calorías 159, grasa 3.4, fibra 0.5, carbohidratos 5.4, proteína 24.6

Pavo al ajo y champiñones

Tiempo de preparación: 10 minutos.
Tiempo de cocción: 40 minutos.
Porciones: 4

Ingredientes:

- 1 pechuga de pavo, deshuesada, sin piel y en cubos
- ½ libra de champiñones blancos, cortados por la mitad
- 1/3 taza de aminoácidos de coco
- 2 dientes de ajo picados
- 2 cucharadas de aceite de oliva
- Una pizca de pimienta negra
- 2 cebollas verdes picadas
- 3 cucharadas de salsa de ajo
- 1 cucharada de romero picado

Direcciones:

1. Calentar una sartén con el aceite a fuego medio, agregar las cebolletas, la salsa de ajo y el ajo y sofreír por 5 minutos.
2. Agrega la carne y dórala por 5 minutos más.
3. Agrega el resto de los ingredientes, introduce en el horno y hornea a 390 grados F por 30 minutos.
4. Divida la mezcla entre platos y sirva.

Nutrición: calorías 154, grasa 8.1, fibra 1.5, carbohidratos 11.5, proteína 9.8

Sartén de Pollo y Aceitunas

Tiempo de preparación: 10 minutos.
Tiempo de cocción: 25 minutos.
Porciones: 4

Ingredientes:

- 1 libra de pechugas de pollo, sin piel, deshuesadas y cortadas en cubos
- Una pizca de pimienta negra
- 1 cucharada de aceite de aguacate
- 1 cebolla morada picada
- 1 taza de leche de coco
- 1 cucharada de jugo de limón
- 1 taza de aceitunas kalamata, sin hueso y en rodajas
- ¼ de taza de cilantro picado

Direcciones:

1. Calentar una sartén con el aceite a fuego medio-alto, agregar la cebolla y la carne y dorar por 5 minutos.
2. Agregue el resto de los ingredientes, mezcle, cocine a fuego lento y cocine a fuego medio durante 20 minutos más.
3. Dividir en platos y servir.

Nutrición: calorías 409, grasa 26,8, fibra 3,2, carbohidratos 8,3, proteína 34,9

Mezcla de pavo balsámico y melocotón

Tiempo de preparación: 10 minutos.
Tiempo de cocción: 25 minutos.
Porciones: 4

Ingredientes:

- 1 cucharada de aceite de aguacate
- 1 pechuga de pavo, sin piel, deshuesada y en rodajas
- Una pizca de pimienta negra
- 1 cebolla amarilla picada
- 4 melocotones, sin hueso y cortados en gajos
- ¼ taza de vinagre balsámico
- 2 cucharadas de cebolletas picadas

Direcciones:

1. Calentar una sartén con el aceite a fuego medio-alto, agregar la carne y la cebolla, remover y dorar por 5 minutos.
2. Agregue el resto de los ingredientes excepto las cebolletas, mezcle suavemente y hornee a 390 grados F durante 20 minutos.
3. Repartir todo entre platos y servir con el cebollino espolvoreado por encima.

Nutrición: calorías 123, grasa 1.6, fibra 3.3, carbohidratos 18.8, proteína 9.1

Pollo al coco y espinacas

Tiempo de preparación: 10 minutos.
Tiempo de cocción: 25 minutos.
Porciones: 4

Ingredientes:

- 1 cucharada de aceite de aguacate
- 1 libra de pechuga de pollo, sin piel, deshuesada y en cubos
- ½ cucharadita de albahaca seca
- Una pizca de pimienta negra
- ¼ de taza de caldo de verduras bajo en sodio
- 2 tazas de espinacas tiernas
- 2 chalotas picadas
- 2 dientes de ajo picados
- ½ cucharadita de pimentón dulce
- 2/3 taza de crema de coco
- 2 cucharadas de cilantro picado

Direcciones:

1. Calentar una sartén con el aceite a fuego medio-alto, agregar la carne, la albahaca, la pimienta negra y dorar por 5 minutos.
2. Agregue las chalotas y el ajo y cocine por otros 5 minutos.
3. Agregue el resto de los ingredientes, mezcle, lleve a fuego lento y cocine a fuego medio durante 15 minutos más.
4. Dividir en platos y servir caliente.

Nutrición: calorías 237, grasa 12.9, fibra 1.6, carbohidratos 4.7, proteína 25.8

Mezcla de pollo y espárragos

Tiempo de preparación: 10 minutos.
Tiempo de cocción: 25 minutos.
Porciones: 4

Ingredientes:

- 2 pechugas de pollo, sin piel, deshuesadas y en cubos
- 2 cucharadas de aceite de aguacate
- 2 cebolletas picadas
- 1 manojo de espárragos, cortados y cortados por la mitad
- ½ cucharadita de pimentón dulce
- Una pizca de pimienta negra
- 14 onzas de tomates enlatados, sin sal agregada, escurridos y picados

Direcciones:

1. Calentar una sartén con el aceite a fuego medio-alto, agregar la carne y las cebolletas, remover y cocinar por 5 minutos.
2. Agrega los espárragos y los demás ingredientes, revuelve, tapa la sartén y cocina a fuego medio por 20 minutos.
3. Divida todo entre platos y sirva.

Nutrición: calorías 171, grasa 6.4, fibra 2,6, carbohidratos 6.4, proteína 22.2

Pavo y Brócoli Cremoso

Tiempo de preparación: 10 minutos.
Tiempo de cocción: 25 minutos.
Porciones: 4

Ingredientes:

- 1 cucharada de aceite de oliva
- 1 pechuga de pavo grande, sin piel, deshuesada y en cubos
- 2 tazas de floretes de brócoli
- 2 chalotas picadas
- 2 dientes de ajo picados
- 1 cucharada de albahaca picada
- 1 cucharada de cilantro picado
- ½ taza de crema de coco

Direcciones:

1. Calentar una sartén con el aceite a fuego medio-alto, agregar la carne, las chalotas y el ajo, remover y dorar por 5 minutos.
2. Agrega el brócoli y los demás ingredientes, revuelve todo, cocina por 20 minutos a fuego medio, divide en platos y sirve.

Nutrición: calorías 165, grasa 11.5, fibra 2.1, carbohidratos 7.9, proteína 9.6

Mezcla de judías verdes con pollo y eneldo

Tiempo de preparación: 10 minutos.
Tiempo de cocción: 25 minutos.
Porciones: 4

Ingredientes:

- 2 cucharadas de aceite de oliva
- 10 onzas de ejotes, cortados y cortados por la mitad
- 1 cebolla amarilla picada
- 1 cucharada de eneldo picado
- 2 pechugas de pollo, sin piel, deshuesadas y cortadas por la mitad
- 2 tazas de salsa de tomate, sin sal agregada
- ½ cucharadita de hojuelas de pimiento rojo, triturado

Direcciones:

1. Calentar una sartén con el aceite a fuego medio-alto, agregar la cebolla y la carne y dorar durante 2 minutos por cada lado.
2. Agregue las judías verdes y los demás ingredientes, mezcle, introduzca en el horno y hornee a 380 grados F durante 20 minutos.
3. Dividir en platos y servir de inmediato.

Nutrición: calorías 391, grasa 17,8, fibra 5, carbohidratos 14,8, proteína 43,9

Calabacín con pollo y chile

Tiempo de preparación: 5 minutos.
Tiempo de cocción: 25 minutos.
Porciones: 4

Ingredientes:

- 1 libra de pechugas de pollo, sin piel, deshuesadas y en cubos
- 1 taza de caldo de pollo bajo en sodio
- 2 calabacines, cortados en cubos
- 1 cucharada de aceite de oliva
- 1 taza de tomates enlatados, sin sal agregada, picados
- 1 cebolla amarilla picada
- 1 cucharadita de chile en polvo
- 1 cucharada de cilantro picado

Direcciones:

1. Calentar una sartén con el aceite a fuego medio-alto, agregar la carne y la cebolla, remover y dorar por 5 minutos.
2. Agrega los calabacines y el resto de los ingredientes, mezcla suavemente, reduce el fuego a medio y cocina por 20 minutos.
3. Divida todo entre platos y sirva.

Nutrición: calorías 284, grasa 12,3, fibra 2,4, carbohidratos 8, proteína 35

Mezcla de aguacate y pollo

Tiempo de preparación: 10 minutos.
Tiempo de cocción: 20 minutos.
Porciones: 4

Ingredientes:

- 2 pechugas de pollo, sin piel, deshuesadas y cortadas por la mitad
- Jugo de ½ limón
- 2 cucharadas de aceite de oliva
- 2 dientes de ajo picados
- ½ taza de caldo de verduras bajo en sodio
- 1 aguacate, pelado, sin hueso y cortado en gajos
- Una pizca de pimienta negra

Direcciones:

1. Calentar una sartén con el aceite a fuego medio, agregar el ajo y la carne y dorar 2 minutos por cada lado.
2. Agrega el jugo de limón y los demás ingredientes, lleva a fuego lento y cocina a fuego medio durante 15 minutos.
3. Divida toda la mezcla entre platos y sirva.

Nutrición: calorías 436, grasa 27,3, fibra 3,6, carbohidratos 5,6, proteína 41,8

Pavo y Bok Choy

Tiempo de preparación: 10 minutos.
Tiempo de cocción: 20 minutos.
Porciones: 4

Ingredientes:

- 1 pechuga de pavo, deshuesada, sin piel y cortada en cubos
- 2 cebolletas picadas
- 1 libra de bok choy, desgarrado
- 2 cucharadas de aceite de oliva
- ½ cucharadita de jengibre rallado
- Una pizca de pimienta negra
- ½ taza de caldo de verduras bajo en sodio

Direcciones:

1. Calienta una olla con el aceite a fuego medio-alto, agrega las cebolletas y el jengibre y sofríe por 2 minutos.
2. Agrega la carne y dora por 5 minutos más.
3. Agregue el resto de los ingredientes, mezcle, cocine a fuego lento durante 13 minutos más, divida en platos y sirva.

Nutrición: calorías 125, grasa 8, fibra 1.7, carbohidratos 5.5, proteína 9.3

Pollo con Mezcla de Cebolla Roja

Tiempo de preparación: 10 minutos.
Tiempo de cocción: 25 minutos.
Porciones: 4

Ingredientes:

- 2 pechugas de pollo, sin piel, deshuesadas y cortadas en cubos
- 3 cebollas rojas, en rodajas
- 2 cucharadas de aceite de oliva
- 1 taza de caldo de verduras bajo en sodio
- Una pizca de pimienta negra
- 1 cucharada de cilantro picado
- 1 cucharada de cebollino picado

Direcciones:

1. Calentar una sartén con el aceite a fuego medio, agregar la cebolla y una pizca de pimienta negra, y sofreír durante 10 minutos revolviendo con frecuencia.
2. Agrega el pollo y cocina por 3 minutos más.
3. Agrega el resto de los ingredientes, lleva a fuego lento y cocina a fuego medio por 12 minutos más.
4. Divida la mezcla de pollo y cebolla entre platos y sirva.

Nutrición: calorías 364, grasa 17.5, fibra 2.1, carbohidratos 8.8, proteína 41.7

Arroz y Pavo Caliente

Tiempo de preparación: 10 minutos.
Tiempo de cocción: 42 minutos.
Porciones: 4

Ingredientes:

- 1 pechuga de pavo, sin piel, deshuesada y en cubos
- 1 taza de arroz blanco
- 2 tazas de caldo de verduras bajo en sodio
- 1 cucharadita de pimentón picante
- 2 chiles serranos pequeños, picados
- 2 dientes de ajo picados
- 2 cucharadas de aceite de oliva
- ½ pimiento morrón rojo picado
- Una pizca de pimienta negra

Direcciones:

1. Calienta una sartén con el aceite a fuego medio, agrega los chiles serranos y el ajo y sofríe por 2 minutos.
2. Agrega la carne y dórala por 5 minutos.
3. Agrega el arroz y los demás ingredientes, lleva a fuego lento y cocina a fuego medio durante 35 minutos.
4. Revuelva, divida entre platos y sirva.

Nutrición: calorías 271, grasa 7.7, fibra 1.7, carbohidratos 42, proteína 7.8

Pollo y puerro al limón

Tiempo de preparación: 10 minutos.
Tiempo de cocción: 40 minutos.
Porciones: 4

Ingredientes:

- 1 libra de pechuga de pollo, sin piel, deshuesada y en cubos
- Una pizca de pimienta negra
- 2 cucharadas de aceite de aguacate
- 1 cucharada de salsa de tomate, sin sal agregada
- 1 taza de caldo de verduras bajo en sodio
- 4 puerros, picados
- ½ taza de jugo de limón

Direcciones:

1. Calienta una sartén con el aceite a fuego medio, agrega los puerros, revuelve y sofríe por 10 minutos.
2. Agrega el pollo y los demás ingredientes, revuelve, cocina a fuego medio por 20 minutos más, divide en platos y sirve.

Nutrición: calorías 199, grasa 13,3, fibra 5, carbohidratos 7,6, proteína 17,4

Pavo con mezcla de col de Saboya

Tiempo de preparación: 10 minutos.
Tiempo de cocción: 35 minutos.
Porciones: 4

Ingredientes:

- 1 pechuga de pavo grande, sin piel, deshuesada y en cubos
- 1 taza de caldo de pollo bajo en sodio
- 1 cucharada de aceite de coco derretido
- 1 col de Saboya, rallada
- 1 cucharadita de chile en polvo
- 1 cucharadita de pimentón dulce
- 1 diente de ajo picado
- 1 cebolla amarilla picada
- Una pizca de sal y pimienta negra.

Direcciones:

1. Calentar una sartén con el aceite a fuego medio, agregar la carne y dorar por 5 minutos.
2. Agrega el ajo y la cebolla, revuelve y sofríe por 5 minutos más.
3. Agregue el repollo y los demás ingredientes, mezcle, cocine a fuego lento y cocine a fuego medio durante 25 minutos.
4. Divida todo entre platos y sirva.

Nutrición: calorías 299, grasa 14.5, fibra 5, carbohidratos 8.8, proteína 12.6

Pollo con Cebolletas de Pimentón

Tiempo de preparación: 10 minutos.
Tiempo de cocción: 30 minutos.
Porciones: 4

Ingredientes:

- 1 libra de pechuga de pollo, sin piel, deshuesada y en rodajas
- 4 cebolletas picadas
- 1 cucharada de aceite de oliva
- 1 cucharada de pimentón dulce
- 1 taza de caldo de pollo bajo en sodio
- 1 cucharada de jengibre rallado
- 1 cucharadita de orégano seco
- 1 cucharadita de comino, molido
- 1 cucharadita de pimienta de Jamaica, molida
- ½ taza de cilantro picado
- Una pizca de pimienta negra

Direcciones:

1. Calentar una sartén con el aceite a fuego medio, agregar las cebolletas y la carne y dorar por 5 minutos.
2. Agrega el resto de los ingredientes, revuelve, introduce en el horno y hornea a 390 grados F por 25 minutos.
3. Divida la mezcla de pollo y cebolletas entre platos y sirva.

Nutrición: calorías 295, grasa 12.5, fibra 6.9, carbohidratos 22.4, proteína 15.6

Salsa de Pollo y Mostaza

Tiempo de preparación: 10 minutos.
Tiempo de cocción: 35 minutos.
Porciones: 4

Ingredientes:

- 1 libra de muslos de pollo, deshuesados y sin piel
- 1 cucharada de aceite de aguacate
- 2 cucharadas de mostaza
- 1 chalota picada
- 1 taza de caldo de pollo bajo en sodio
- Una pizca de sal y pimienta negra.
- 3 dientes de ajo picados
- ½ cucharadita de albahaca seca

Direcciones:

1. Calentar una sartén con el aceite a fuego medio, agregar la chalota, el ajo y el pollo y dorar todo por 5 minutos.
2. Agregue la mostaza y el resto de los ingredientes, mezcle suavemente, lleve a fuego lento y cocine a fuego medio durante 30 minutos.
3. Divida todo entre platos y sirva caliente.

Nutrición: calorías 299, grasa 15.5, fibra 6.6, carbohidratos 30.3, proteína 12.5

Mezcla de pollo y apio

Tiempo de preparación: 10 minutos.
Tiempo de cocción: 35 minutos.
Porciones: 4

Ingredientes:

- Una pizca de pimienta negra
- 2 libras de pechuga de pollo, sin piel, deshuesada y en cubos
- 2 cucharadas de aceite de oliva
- 1 taza de apio picado
- 3 dientes de ajo picados
- 1 chile poblano, picado
- 1 taza de caldo de verduras bajo en sodio
- 1 cucharadita de chile en polvo
- 2 cucharadas de cebolletas picadas

Direcciones:

1. Calienta una sartén con el aceite a fuego medio, agrega el ajo, el apio y el chile poblano, revuelve y cocina por 5 minutos.
2. Agregue la carne, mezcle y cocine por otros 5 minutos.
3. Agrega el resto de los ingredientes excepto el cebollino, lleva a fuego lento y cocina a fuego medio por 25 minutos más.
4. Repartir toda la mezcla en platos y servir con el cebollino espolvoreado por encima.

Nutrición: calorías 305, grasa 18, fibra 13.4, carbohidratos 22.5, proteína 6

Pavo al Limón con Patatas Baby

Tiempo de preparación: 10 minutos.
Tiempo de cocción: 40 minutos.
Porciones: 4

Ingredientes:

- 1 pechuga de pavo, sin piel, deshuesada y en rodajas
- 2 cucharadas de aceite de oliva
- 1 libra de papas pequeñas, peladas y cortadas por la mitad
- 1 cucharada de pimentón dulce
- 1 cebolla amarilla picada
- 1 cucharadita de chile en polvo
- 1 cucharadita de romero seco
- 2 tazas de caldo de pollo bajo en sodio
- Una pizca de pimienta negra
- Ralladura de 1 lima rallada
- 1 cucharada de jugo de lima
- 1 cucharada de cilantro picado

Direcciones:

1. Calienta una sartén con el aceite a fuego medio, agrega la cebolla, el chile en polvo y el romero, revuelve y sofríe por 5 minutos.
2. Agrega la carne y dora por 5 minutos más.
3. Agrega las papas y el resto de los ingredientes excepto el cilantro, revuelve suavemente, lleva a fuego lento y cocina a fuego medio por 30 minutos.
4. Repartir la mezcla en platos y servir con el cilantro espolvoreado por encima.

Nutrición: calorías 345, grasa 22.2, fibra 12.3, carbohidratos 34.5, proteína 16.4

Pollo con Mostaza

Tiempo de preparación: 10 minutos.
Tiempo de cocción: 25 minutos.
Porciones: 4

Ingredientes:

- 2 pechugas de pollo, sin piel, deshuesadas y en cubos
- 3 tazas de hojas de mostaza
- 1 taza de tomates enlatados, sin sal agregada, picados
- 1 cebolla morada picada
- 2 cucharadas de aceite de aguacate
- 1 cucharadita de orégano seco
- 2 dientes de ajo picados
- 1 cucharada de cebollino picado
- 1 cucharada de vinagre balsámico
- Una pizca de pimienta negra

Direcciones:

1. Calentar una sartén con el aceite a fuego medio-alto, agregar la cebolla y el ajo y sofreír por 5 minutos.
2. Agrega la carne y dórala por 5 minutos más.
3. Agregue las verduras, los tomates y los demás ingredientes, mezcle, cocine por 20 minutos a fuego medio, divida en platos y sirva.

Nutrición: calorías 290, grasa 12.3, fibra 6.7, carbohidratos 22.30, proteína 14.3

Pollo al Horno y Manzanas

Tiempo de preparación: 10 minutos.
Tiempo de cocción: 50 minutos.
Porciones: 4

Ingredientes:

- 2 libras de muslos de pollo, deshuesados y sin piel
- 2 cucharadas de aceite de oliva
- 2 cebollas rojas, en rodajas
- Una pizca de pimienta negra
- 1 cucharadita de tomillo seco
- 1 cucharadita de albahaca seca
- 1 taza de manzanas verdes, sin corazón y cortadas en cubos
- 2 dientes de ajo picados
- 2 tazas de caldo de pollo bajo en sodio
- 1 cucharada de jugo de limón
- 1 taza de tomates en cubos
- 1 cucharada de cilantro picado

Direcciones:

1. Calienta una sartén con el aceite a fuego medio-alto, agrega la cebolla y el ajo, y sofríe por 5 minutos.
2. Agrega el pollo y dora por otros 5 minutos.
3. Agrega el tomillo, la albahaca y los demás ingredientes, revuelve suavemente, introduce en el horno y hornea a 390 grados F durante 40 minutos.
4. Divida la mezcla de pollo y manzanas entre platos y sirva.

Nutrición: calorías 290, grasa 12.3, fibra 4, carbohidratos 15.7, proteína 10

Pollo al Chipotle

Tiempo de preparación: 10 minutos.
Tiempo de cocción: 1 hora.
Porciones: 6

Ingredientes:

- 2 libras de muslos de pollo, deshuesados y sin piel
- 1 cebolla amarilla picada
- 2 cucharadas de aceite de oliva
- 3 dientes de ajo picados
- 1 cucharada de semillas de cilantro molidas
- 1 cucharadita de comino, molido
- 1 taza de caldo de pollo bajo en sodio
- 4 cucharadas de pasta de chile chipotle
- Una pizca de pimienta negra
- 1 cucharada de cilantro picado

Direcciones:

1. Calentar una sartén con el aceite a fuego medio, agregar la cebolla y el ajo y sofreír por 5 minutos.
2. Agrega la carne y dora por 5 minutos más.
3. Agrega el resto de los ingredientes, revuelve, introduce todo en el horno y hornea a 390 grados F por 50 minutos.
4. Divida toda la mezcla entre platos y sirva.

Nutrición: calorías 280, grasa 12.1, fibra 6.3, carbohidratos 15.7, proteína 12

Pavo con hierbas

Tiempo de preparación: 10 minutos.
Tiempo de cocción: 35 minutos.
Porciones: 4

Ingredientes:

- 1 pechuga de pavo grande, deshuesada, sin piel y en rodajas
- 1 cucharada de cebollino picado
- 1 cucharada de orégano picado
- 1 cucharada de albahaca picada
- 1 cucharada de cilantro picado
- 2 chalotas picadas
- 2 cucharadas de aceite de oliva
- 1 taza de caldo de pollo bajo en sodio
- 1 taza de tomates en cubos
- Sal y pimienta negra al gusto

Direcciones:

1. Calentar una sartén con el aceite a fuego medio, agregar las chalotas y la carne y dorar por 5 minutos.
2. Agregue las cebolletas y los demás ingredientes, mezcle, cocine a fuego lento y cocine a fuego medio durante 30 minutos.
3. Divida la mezcla entre platos y sirva.

Nutrición: calorías 290, grasa 11.9, fibra 5.5, carbohidratos 16.2, proteína 9

Salsa de pollo y jengibre

Tiempo de preparación: 10 minutos.
Tiempo de cocción: 35 minutos.
Porciones: 4

Ingredientes:

- 1 libra de pechuga de pollo, sin piel, deshuesada y en cubos
- 1 cucharada de jengibre rallado
- 1 cucharada de aceite de oliva
- 2 chalotas picadas
- 1 cucharada de vinagre balsámico
- Una pizca de pimienta negra
- ¾ taza de caldo de pollo bajo en sodio
- 1 cucharada de albahaca picada

Direcciones:

1. Calentar una sartén con el aceite a fuego medio, agregar las chalotas y el jengibre, remover y sofreír por 5 minutos.
2. Agregue el resto de los ingredientes excepto el pollo, mezcle, hierva a fuego lento y cocine por 5 minutos más.
3. Agregue el pollo, mezcle, cocine a fuego lento toda la mezcla durante 25 minutos, divida en platos y sirva.

Nutrición: calorías 294, grasa 15.5, fibra 3, carbohidratos 15.4, proteína 13.1

Pollo y Maíz

Tiempo de preparación: 10 minutos.
Tiempo de cocción: 35 minutos.
Porciones: 4

Ingredientes:

- 2 libras de pechuga de pollo, sin piel, deshuesada y cortada por la mitad
- 2 tazas de maíz
- 2 cucharadas de aceite de aguacate
- Una pizca de pimienta negra
- 1 cucharadita de pimentón ahumado
- 1 manojo de cebolletas picadas
- 1 taza de caldo de pollo bajo en sodio

Direcciones:

1. Calentar una sartén con el aceite a fuego medio-alto, agregar las cebolletas, remover y sofreír por 5 minutos.
2. Agrega el pollo y dóralo por 5 minutos más.
3. Agregue el maíz y los demás ingredientes, mezcle, introduzca la sartén en el horno y cocine a 390 grados F durante 25 minutos.
4. Divida la mezcla entre platos y sirva.

Nutrición: calorías 270, grasa 12.4, fibra 5.2, carbohidratos 12, proteína 9

Pavo al curry y quinua

Tiempo de preparación: 10 minutos.
Tiempo de cocción: 40 minutos.
Porciones: 4

Ingredientes:

- 1 libra de pechuga de pavo, sin piel, deshuesada y en cubos
- 1 cucharada de aceite de oliva
- 1 taza de quinua
- 2 tazas de caldo de pollo bajo en sodio
- 1 cucharada de jugo de lima
- 1 cucharada de perejil picado
- Una pizca de pimienta negra
- 1 cucharada de pasta de curry rojo

Direcciones:

1. Calentar una sartén con el aceite a fuego medio-alto, agregar la carne y dorarla por 5 minutos.
2. Agrega la quinua y el resto de los ingredientes, revuelve, lleva a fuego lento y cocina a fuego medio por 35 minutos.
3. Divida todo entre platos y sirva.

Nutrición: calorías 310, grasa 8.5, fibra 11, carbohidratos 30.4, proteína 16.3

Chirivías de pavo y comino

Tiempo de preparación: 10 minutos.
Tiempo de cocción: 40 minutos.
Porciones: 4

Ingredientes:

- 1 libra de pechuga de pavo, sin piel, deshuesada y en cubos
- 2 chirivías, peladas y cortadas en cubos
- 2 cucharaditas de comino molido
- 1 cucharada de perejil picado
- 2 cucharadas de aceite de aguacate
- 2 chalotas picadas
- 1 taza de caldo de pollo bajo en sodio
- 4 dientes de ajo picados
- Una pizca de pimienta negra

Direcciones:

1. Calienta una sartén con el aceite a fuego medio, agrega las chalotas y el ajo y sofríe por 5 minutos.
2. Agrega el pavo, revuelve y cocina por 5 minutos más.
3. Agregue las chirivías y los demás ingredientes, mezcle, cocine a fuego medio durante 30 minutos más, divida en platos y sirva.

Nutrición: calorías 284, grasa 18.2, fibra 4, carbohidratos 16.7, proteína 12.3

Garbanzos de pavo y cilantro

Tiempo de preparación: 10 minutos.
Tiempo de cocción: 40 minutos.
Porciones: 4

Ingredientes:

- 1 taza de garbanzos enlatados, sin sal agregada, escurridos
- 1 taza de caldo de pollo bajo en sodio
- 1 libra de pechuga de pavo, sin piel, deshuesada y en cubos
- Una pizca de pimienta negra
- 1 cucharadita de orégano seco
- 1 cucharadita de nuez moscada molida
- 2 cucharadas de aceite de oliva
- 1 cebolla amarilla picada
- 1 pimiento verde picado
- 1 taza de cilantro picado

Direcciones:

1. Calentar una sartén con el aceite a fuego medio, agregar la cebolla, el pimiento morrón y la carne y cocinar durante 10 minutos revolviendo con frecuencia.
2. Agregue el resto de los ingredientes, mezcle, cocine a fuego lento y cocine a fuego medio durante 30 minutos.
3. Divida la mezcla entre platos y sirva.

Nutrición: calorías 304, grasa 11.2, fibra 4.5, carbohidratos 22.2, proteína 17

Lentejas De Pavo Y Curry

Tiempo de preparación: 10 minutos.
Tiempo de cocción: 40 minutos.
Porciones: 4

Ingredientes:

- 2 libras de pechuga de pavo, sin piel, deshuesada y en cubos
- 1 taza de lentejas enlatadas, sin sal agregada, escurridas y enjuagadas
- 1 cucharada de pasta de curry verde
- 1 cucharadita de garam masala
- 2 cucharadas de aceite de oliva
- 1 cebolla amarilla picada
- 1 diente de ajo picado
- Una pizca de pimienta negra
- 1 cucharada de cilantro picado

Direcciones:

1. Calentar una sartén con el aceite a fuego medio, agregar la cebolla, el ajo y la carne y dorar durante 5 minutos revolviendo con frecuencia.
2. Agrega las lentejas y los demás ingredientes, lleva a fuego lento y cocina a fuego medio durante 35 minutos.
3. Divida la mezcla entre platos y sirva.

Nutrición: calorías 489, grasa 12.1, fibra 16.4, carbohidratos 42.4, proteína 51.5

Pavo con Frijoles y Aceitunas

Tiempo de preparación: 10 minutos.
Tiempo de cocción: 35 minutos.
Porciones: 4

Ingredientes:

- 1 taza de frijoles negros, sin sal agregada y escurridos
- 1 taza de aceitunas verdes, sin hueso y cortadas por la mitad
- 1 libra de pechuga de pavo, sin piel, deshuesada y en rodajas
- 1 cucharada de cilantro picado
- 1 taza de salsa de tomate, sin sal agregada
- 1 cucharada de aceite de oliva

Direcciones:

1. Engrase una fuente para hornear con el aceite, acomode las rodajas de pavo adentro, agregue los otros ingredientes también, introduzca en el horno y hornee a 380 grados F por 35 minutos.
2. Dividir en platos y servir.

Nutrición: calorías 331, grasa 6.4, fibra 9, carbohidratos 38.5, proteína 30.7

Quinoa con Pollo y Tomate

Tiempo de preparación: 10 minutos.
Tiempo de cocción: 35 minutos.
Porciones: 8

Ingredientes:

- 1 cucharada de aceite de oliva
- 2 libras de pechugas de pollo, sin piel, deshuesadas y cortadas por la mitad
- 1 cucharadita de romero, molido
- Una pizca de sal y pimienta negra.
- 2 chalotas picadas
- 1 cucharada de aceite de oliva
- 3 cucharadas de salsa de tomate baja en sodio
- 2 tazas de quinua, ya cocida

Direcciones:

1. Calentar una sartén con el aceite a fuego medio-alto, agregar la carne y las chalotas y dorar 2 minutos por cada lado.
2. Agregue el romero y los demás ingredientes, mezcle, introduzca en el horno y cocine a 370 grados F durante 30 minutos.
3. Divida la mezcla entre platos y sirva.

Nutrición: calorías 406, grasa 14.5, fibra 3.1, carbohidratos 28.1, proteína 39

Alitas De Pollo Con Pimienta De Jamaica

Tiempo de preparación: 10 minutos.
Tiempo de cocción: 20 minutos.
Porciones: 4

Ingredientes:

- 2 libras de alitas de pollo
- 2 cucharaditas de pimienta de Jamaica, molida
- 2 cucharadas de aceite de aguacate
- 5 dientes de ajo picados
- Pimienta negra al gusto
- 2 cucharadas de cebolletas picadas

Direcciones:

1. En un bol, combine las alitas de pollo con la pimienta de Jamaica y los demás ingredientes y mezcle bien.
2. Coloque las alitas de pollo en una fuente para hornear y hornee a 400 grados F durante 20 minutos.
3. Divida las alitas de pollo entre platos y sirva.

Nutrición: calorías 449, grasa 17,8, fibra 0,6, carbohidratos 2,4, proteína 66,1

Pollo y guisantes

Tiempo de preparación: 10 minutos.
Tiempo de cocción: 30 minutos.
Porciones: 4

Ingredientes:

- 2 libras de pechugas de pollo, sin piel, deshuesadas y en cubos
- 2 tazas de guisantes
- 2 cucharadas de aceite de oliva
- 1 cebolla morada picada
- 1 taza de salsa de tomate enlatada, sin sal agregada
- 2 cucharadas de perejil picado
- Una pizca de pimienta negra

Direcciones:

1. Calentar una sartén con el aceite a fuego medio, agregar la cebolla y la carne y dorar por 5 minutos.
2. Agrega los guisantes y el resto de los ingredientes, lleva a fuego lento y cocina a fuego medio durante 25 minutos.
3. Divida la mezcla entre platos y sirva.

Nutrición: calorías 551, grasa 24.2, fibra 3.8, carbohidratos 11.7, proteína 69.4

CPSIA information can be obtained
at www.ICGtesting.com
Printed in the USA
LVHW080155060322
712726LV00009B/275

9 781804 501740